全民健康科普丛书

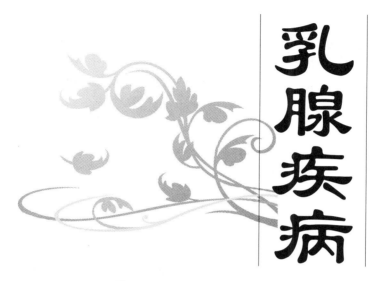

乳腺疾病

163问

全民健康科普丛书编写组　编著

U0218844

 中国协和医科大学出版社

北　京

图书在版编目（CIP）数据

乳腺疾病 163 问／全民健康科普丛书编写组编著. —北京：中国协和医科大学出版社，2023.12（2025.1 重印）.
（全民健康科普丛书）
ISBN 978−7−5679−2303−4−01

Ⅰ. ①乳…　Ⅱ. ①全…　Ⅲ. ①乳房疾病−防治−问题解答
Ⅳ. ①R655.8−44

中国国家版本馆 CIP 数据核字（2023）第 201608 号

编　　　著	全民健康科普丛书编写组	
策划编辑	栾　韬	
责任编辑	陈　佩　涂　敏	
封面设计	邱晓俐	
责任校对	张　麓	
责任印制	黄艳霞	
出版发行	**中国协和医科大学出版社**	

（北京市东城区东单三条 9 号　邮编 100730　电话 010−65260431）

网　　　址	www.pumcp.com	
印　　　刷	三河市龙大印装有限公司	
开　　　本	710mm×1000mm　　1/16	
印　　　张	7.25	
字　　　数	90 千字	
版　　　次	2023 年 12 月第 1 版	
印　　　次	2025 年 1 月第 2 次印刷	
定　　　价	30.00 元	

序

"全民健康科普丛书"的出版，可喜可贺！

有两点值得称道：

一，党和国家重视科学普及，把科学普及与科技创新同等对待。特别是医学科普，更是实系列"健康中国""人人健康"的大事。一定要把防病知识推广到群众中去，特别是农村中去。

我们常常说，让群众掌握科学，让群众掌握生命健康的主动权，也就在于此。医学科普重点是在防病知识的普及，我们历来强调"保健养自己，看病找大夫"。把"心肝找我有病，变成我找医生看病"。这是一个很重要的观念转化问题，也是医学普及的焦点和制高点。

其二，本书的出版，又再一次强调，一个医生除了临床诊治和研究以外，要重视科普工作，把它作为医生职责的组成部分。这是从我们老一辈医学家们就开始倡导，并身体力行的。林巧稚大夫生前教导我们："宁病人出现了问题，医生的职责是做了一大事！"这一至理名言说(体现)预防为主，又突出科普的重要和必要。

我们向林巧稚大夫等前辈们学习，除了对知识和技术的渴望、对真理的追求和理解，对人的善良、同情和关爱以外，还有改善人与社会健康的智慧。人与社会的健康是要靠科学普及来完成的。

一句似乎平常，但是很深刻的话，就是："如果你仅仅是个好医生，就还不是一个好医生。"医生与病人结合起来，科学与普及结合起来。这就是我们的方向，这就是关爱大众、发展医学的方向。

是为序。

郎景和

二〇一三年十二月

序

"全民健康科普丛书"的出版，可喜可贺！

有两点值得称道：

其一，党和国家重视科学普及，把科学普及与科技创新同等对待。特别是医学科普，更是关系到"健康中国""人人健康"的大事。一定要把防病知识推广到群众中去，特别是农村中去。

我们通常说，让群众掌握科学，让群众掌握生命健康的主动权，也就在于此。医学科普重点在于防病知识的普及，我们强调"保健靠自己，看病找大夫"。把"医生找我看病，变成我找医生查体"。这是一个重要的观念转化问题，也是医学普及的焦点和制高点。

其二，本书的出版，又再一次强调，一个医生除了临床诊治和研究以外，要重视科普工作，把它作为医生职责的组成部分。这是从我们老一辈的医学家们就开始倡导，并身体力行的。林巧稚大夫经常教导我们："等病人出现了问题，再找大夫，医生的职责已经丢掉了一大半！"这一至理名言既体现了预防为主，又突出了科普的重要和必要。

我们向林巧稚大夫等前辈学习，除了对知识和技术的渴望，对真理的追求和理解，对人的善良、同情和关爱以外，还有改善人与社会健康的智慧。人与社会的健康是要靠科学普及来完成的。

一句似乎矛盾，但是很深刻的话，就是："如果你仅仅是个好医生，就还不是一个好医生。"医生与病人结合起来，科学与普及结合起来。这就是我们的方向，这就是关爱大众、发展医学的方向。

是为序。

郎景和

二〇二三年十二月

前　　言

　　2016 年 10 月，中共中央、国务院印发《"健康中国 2030"规划纲要》，提出"普及健康生活、优化健康服务、完善健康保障、建设健康环境、发展健康产业"五个方面的战略任务。党的十九大报告也进一步将"实施健康中国战略"纳入国家发展的基本方略，把人民健康提升到"民族昌盛和国家富强的重要标志"地位。这一系列决策，标志着健康中国建设进入了全面实施阶段。而医学科普，则是强化国民健康理念、提高全民健康素养、实现"健康中国"这一伟大战略目标的关键途径之一。

　　在当前信息时代背景下，公众获取信息的途径多样，且各类平台的"健康科普"信息良莠不齐，其专业性和科学性往往不能得到保障。因此，权威的医学科普不能缺位，对于大众健康知识的传播、健康素养的提升刻不容缓。在这样的大背景下，我们组织各临床专业的专家编写了这套"全民健康科普丛书"，旨在提供给大众专业、权威的科普知识，让大众可以放心地去读、安心地去学。

　　本套书紧密围绕人们日常生活最常见的一些疾病，由相关科室的医生精选了临床上病人常会问到的问题，涉及生理基础、发病原因、临床症状、检查手段、治疗方法、用药禁忌、日常注意事项等方方面面，作者用通俗易懂的语言，由浅入深地回答病人的疑问。通过阅读本系列丛书，可使大众对相关疾病有一个科学的、整体的认知，使未患病者能够防患于未然，引导已患病者能够科学治疗、早日康复。

病人疑问的搜集和整理不是一日之功、一人之劳，需要集思广益，感谢所有编者以及相关科室同仁对本套书编撰的大力支持。本书难免有疏漏之处，诚恳希望读者批评、指正。

全民健康科普丛书编写组
2023 年 9 月

目　录

三　乳腺癌的基本知识

四 乳腺癌的治疗

五　乳腺癌的预后

六 乳腺癌的预防

一

乳腺常见疾病

1. 乳房为什么会时大时小，是生病了吗？

正常乳腺组织会随着月经周期的激素水平变化而变化。由于内源性雌激素、孕激素的增加，会对乳腺微循环产生"类组胺"样作用，导致月经前 3~4 天血流增加，乳房体积平均增加量为 $15 \sim 30 cm^3$。由于小叶间水肿和导管-腺泡增生，月经前乳房会胀大。月经过后，组织水肿减轻，乳房体积减小，新的周期开始。伴随雌激素水平的变化，月经后 5~7 天乳房体积最小。

2. 乳头、乳晕颜色变化是怎么回事儿？

正常生理情况下，乳头、乳晕的颜色有可能发生一些变化，如：女子妊娠后，从早孕期开始，乳头、乳晕的颜色就开始加深，随着孕期发展，逐渐从淡红色变为深褐色。这种变化主要是由妊娠后体内雌激素和孕激素增加所致，属于正常的生理变化。

有的女性，在没有妊娠的情况下，乳头、乳晕的颜色也会慢慢加深，从粉褐色变为深褐色。如果做乳房检查没有发现任何病变，那么这种颜色的变化提示了该女性此时有"一过性"的体内雌激素增高，或许过一段时间，由于自身调节，雌激素水平恢复正常，乳头、乳晕颜色也恢复正常，这仍属正常的生理变化。单纯出现乳头、乳晕颜色变化时，不需要紧张，可先观察。当伴随出现其他乳房改变时，如乳头湿疹、乳房肿块、乳头溢液等，则需要到医院就诊。

3. 男性乳房发育是怎么回事儿？

　　男性乳房发育主要是雌激素对乳腺的刺激作用和雄激素（最主要的为睾酮）对乳腺的抑制作用两者失衡导致的。男性乳房发育约1/4是青春期男性乳房发育，青春期性激素分泌旺盛，垂体前叶分泌的促性腺激素刺激睾丸间质细胞，释放雌激素和睾酮，因雌激素比睾酮更早达到男性成年人水平，故雌激素水平暂时性高过睾酮水平，即雌激素/睾酮的比值升高，两者比例暂时失调，导致青少年男性乳房一过性增生。另外，50岁以上男性，睾丸功能逐渐减退，睾酮生成减少，体内雌激素水平再次相对较高，而老年男性往往会发胖，脂肪组织又是产生雌激素的场所，也促使男性乳房增生。这两个时期以外，男性乳房发育的原因多与药物性乳房发育、肝硬化和营养不良、原发性性腺功能减退症、睾丸肿瘤、继发性性腺功能减退症、甲状腺功能亢进症或肾脏疾病等有关。

4. 乳房湿疹是怎么回事儿？该如何预防和治疗？

　　乳房湿疹是一种急性或慢性皮肤炎症，多见于哺乳期女性，表现为乳头、乳晕、乳房暗红斑，可伴有糜烂、渗出和裂隙，可单侧或对称发病，瘙痒明显。发生裂隙时，可出现疼痛，也可仅发生于乳头部位。

　　预防乳房湿疹应注意不要用过热的热水冲洗乳房，防止过度搔抓刺激皮肤，尽量避免辛辣食物刺激，穿棉质内衣，保持乳房干燥清洁，避免过度劳累，保持良好的情绪。可在医生指导下使用外用药膏治疗，避免自行使用含激素类的药物治疗。如果乳房湿疹治疗2~

3 个月未愈，需及时进行进一步检查，以便排除乳房佩吉特病。乳房佩吉特病临床表现与乳房湿疹类似，主要表现为乳头脱屑、组织液渗出（病人常常描述为"流黄水儿"）、结痂，痂皮脱落后会再次循环出现上述表现，任何治疗湿疹的药物都不起作用。某些情况下，乳房湿疹与乳房佩吉特病常难以鉴别，需要到皮肤科进行活检以明确诊断。

 ## 5. 乳腺增生是怎么回事儿？

正常乳腺在内分泌激素，特别是雌激素及孕激素的作用下，随月经周期不断地增生、复旧。乳腺增生是指由于某些原因引起内分泌激素代谢失衡，出现乳腺组织增生过度及复旧不全，进而造成乳腺的结构不良。乳腺增生既不是肿瘤也不属于炎症，严格来说，是介于生理和病理之间的中间状态。乳腺增生好发于 35~45 岁的女性，青少年和绝经后女性也有发生，一般为双侧性，同时或先后发病，也可始终为单侧性，具有长期性、周期性及反复性的特点，同时乳腺增生也有可逆性，是可以自愈的。乳腺增生的常见表现是乳房疼痛、乳腺肿块和乳头溢液。对于轻度或一般性乳腺增生，肿块软，年龄小，没有乳腺癌发病危险因素，可以不用接受治疗，只要注意调整生活方式和心态，缓解压力，就可能逐渐缓解，做好定期随诊就够了。如果增生的上皮细胞形态和结构出现一定程度的异型性，则为癌前病变（占极少部分），需积极治疗、定期检查，以防病情恶化。

6. 什么是副乳腺？

副乳腺是人类进化中的一种返祖现象，是一种乳腺发育的畸形，在人胚胎发育的第 6 周，在躯干的腹面两侧，外胚层细胞增厚形成嵴状，相当于腋下到腹股沟的弧形连线，这两条嵴状突起称为生乳线，其上有 6~8 对乳腺始基。由于人一般一次只生育一胎，不需要那么多乳房，仅胸前第 5 肋间的一对乳腺始基继续发育，形成乳头芽，至胎儿 12 周时形成乳腺芽。其余的乳腺始基在胚胎第 9 周以后逐渐消退，若退化不完全，则在出生以后形成多余的乳房，称为副乳腺，常见于腋窝和胸壁前部。副乳腺的发生率为 4%~6%，男女均可发生，但以女性多见。副乳腺一般都发生在成年之后，或在妊娠哺乳之后开始发育，有人在 40 岁之后，随着身体发胖才逐渐显现。发现自己有副乳腺时，不要惊慌。虽然说副乳腺也会发生乳腺疾病。但是，只需按照正常乳腺疾病的处理方式，定期检查、观察变化即可。

7. 浆细胞性乳腺炎是什么？

浆细胞性乳腺炎也被称为乳腺导管扩张症，是乳腺炎症的一种。普通乳腺炎是由乳汁淤积同时伴有细菌感染导致的，临床表现为全身发热，乳房局部红、肿、热、痛，血常规可见白细胞增多，应用抗生素治疗后效果明显，一般不复发，再次出现乳汁淤积合并细菌感染时可再发。而浆细胞性乳腺炎通常不伴有细菌感染，其发病原因并不十分清楚，大部分观点认为是由导管内的脂肪性物质堆积、外溢，引起导管周围化学性刺激和免疫反应，伴随大量浆细胞浸润导致的。其临床表现为伴或不伴有全身发热，早期可出现乳头溢液，溢液呈棕黄色或血性脓性分泌物，有时自发流出，有时挤压而出。乳房局部红、肿、热、痛常常不如普通乳腺炎明显，可表现为乳晕下肿块，局部破溃后可形成窦道甚至瘘管，可能继发细菌感染。

8. 得了急性乳腺炎该怎么办？

急性乳腺炎是发生在乳房的急性化脓性感染，常发生于女性哺乳期，特别是初产妇产后 12 个月内，因此又称为急性哺乳期化脓性乳腺炎或产褥期化脓性乳腺炎。急性乳腺炎发病的重要原因是乳汁淤积，乳头发育不良、乳头凹陷、乳管不通、乳头内翻或分裂时，乳腺导管会排乳不畅，妨碍哺乳，造成乳汁淤积；乳汁过多或婴儿吸乳少也会导致乳汁不能完全排空，造成乳汁淤积。淤积的乳汁成了细菌的培养基，而乳头破裂、乳晕周围皮肤糜烂是导致细菌感染的主要途径。致病菌（多为金黄色葡萄球菌，少数为溶血性链球菌）通过乳头皮肤破损或输乳管侵入乳腺实质，大量繁殖破坏乳腺组织，形成多房性脓肿。急性乳腺炎初期，病人乳房某一部分会肿硬、胀痛，多有明显压痛，乳房皮肤颜色正常或微红或微热，可出现发热等全身症状。炎症继续发展，脓肿形成，肿块会逐渐增大变硬，疼痛加重，多出现搏动性跳痛，乳房局部皮肤发红、灼热，全身高热不退，同侧腋窝淋巴结肿大。脓肿成熟时可自行破溃，或手术切开排脓，如果破溃后脓液排出不畅，肿势不消，经久不愈可转变成慢性乳腺炎。急性乳腺炎治疗要尽早。早期乳腺炎尚未形成脓肿时，采取措施使乳汁排出通畅，并进行全身抗感染治疗即可。如脓肿已经形成，则要排出脓液，需要进行切开引流手术等。因此，哺乳期女性一定要避免乳汁淤积，保持乳房局部的清洁和身心健康。

9. 什么是肉芽肿性小叶性乳腺炎？

肉芽肿性小叶性乳腺炎也称特发性肉芽肿性乳腺炎，是以小叶为中心的肉芽肿性炎症，主要细胞成分是上皮样细胞、多核巨细胞、中性粒细胞等。肉芽肿性小叶性乳腺炎发病率不高，经常被误诊为乳腺增生、乳腺癌、浆细胞性乳腺炎等，使治疗延误。肉芽肿性小叶性乳腺炎的确切病因目前尚不明确，多数学者认为是自身免疫性炎症。症状以乳腺肿块为主，肿块突然出现，常在一夜之间出现巨大肿块或全乳房肿大，或原有较小的肿块迅速增大，多伴有疼痛甚至剧痛，穿刺多是血性脓液，出血多于出脓。其治疗方案目前存在分歧，单纯手术治疗有时无能为力，必须配合中药的继续治疗。

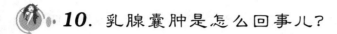

10. 乳腺囊肿是怎么回事儿？

乳腺囊肿是由乳腺导管、小叶异常改变导致的。乳腺囊肿一般分为单纯囊肿和积乳囊肿。①单纯囊肿：又称乳腺囊性增生，病因尚不明确，部分研究认为乳腺导管及小叶的异常改变与雌激素分泌增多有很大关系。②积乳囊肿：病因相对明确，在哺乳期或妊娠期，因炎症、肿瘤、增生、上皮细胞脱落等多种原因造成乳腺导管阻塞不通，乳汁淤积，导管扩张形成囊肿。在囊肿形成过程中，小叶的腺泡分化为微囊肿，并可能接着扩张成更大的囊性乳房肿块。这种囊性乳房肿块是普遍存在的，特别是在绝经前的妇女中。囊性肿块通常较柔软，随着月经周期可急剧变化。单纯囊肿其实就是有囊壁包裹的液体。

超声证实的单纯囊肿可以仅作观察而不做任何处理。超声显示复杂或不典型囊肿应该引起重视，主要表现为囊壁增厚（尤其不均匀增厚）、囊壁上血流丰富、囊内壁出现新生肿物（即囊实性肿物）等，可能需开放活检除外是否恶变。

11. 什么是乳腺纤维腺瘤？

乳腺纤维腺瘤也称乳腺腺纤维瘤、乳腺腺瘤，是女性最常见的一种良性肿瘤，10%以上的女性都患过此病。可发生于女性的任何年龄，但以年轻女性多发。当纤维组织在肿瘤中占多数，腺管成分较少时，称为腺纤维瘤，当肿瘤的构成以腺上皮增生为主，而纤维成分较少时，称为纤维腺瘤；当肿瘤组织绝大部分由腺管成分组成，称为腺瘤。以上不同名称肿瘤的临床表现、治疗及预后并无差别，可以统称为乳腺纤维腺瘤。

乳腺纤维腺瘤单发较多，也可多发，好发于乳房外上象限，呈圆形或卵圆形，一般小于3cm，生长较为缓慢，妊娠期或哺乳期时可急骤增长。少数青春期发生的乳腺纤维腺瘤生长速度快，瘤体大多在5cm以上，甚至20cm以上，导致乳房外观改变，但肿瘤的界限很清楚。还有一种巨纤维腺瘤，中年女性多见，可见于妊娠期、哺乳期、绝经前后女性，肿瘤生长速度快，短时间内可达到5cm以上，甚至10cm或更大。乳腺纤维腺瘤的发病原因与体内内分泌激素紊乱有关，雌激素水平过高或局部乳腺组织对雌激素过度敏感。病人往往无意中发现乳房无痛性肿块，很少伴有乳房疼痛或乳头溢液。对于明确诊断的普通乳腺纤维腺瘤可不进行手术治疗，密切观察，定期随诊即可。如果发现纤维腺瘤有增大倾向，或彩超原来显示肿块内无血流信号，而现在可见大量血流信号，则应手术切除。

12. 乳房脂肪坏死是怎么回事儿？

乳房脂肪坏死是乳房无菌性脂肪坏死性炎症，是乳房外伤后脂肪无菌皂化的结果。乳房是富含脂肪的器官，脂肪细胞受到外力易破裂，"黄油"溢出，刺激周围纤维组织增生，形成包囊性肿块。脂肪坏死可以是钝伤或锐伤的后遗症，也可见于乳房肿瘤切除术、缩乳手术、乳房重建术、乳房感染、扩张的乳晕下导管自发撕裂及放疗，常见于40~52岁的女性，乳房脂肪组织丰富人群更易发生，典型表现是出现小、坚硬、无痛、边界不清、固定于周围乳腺组织中的肿块。术前检查很难与乳腺癌鉴别，对于有明显外伤史和经X线及超声检查有特异性脂性发现的病人可临床观察，许多病人因无法鉴别而需要进行手术切除。

13. 孕期特有的乳腺疾病有哪些？

孕期特有的乳腺疾病包括小叶增生、积乳囊肿、泌乳腺瘤和哺乳期乳腺炎。但无论怀孕与否，乳腺疾病的发生频率均依次为纤维腺瘤、脂肪瘤、乳头状瘤、纤维囊性病、积乳囊肿和炎性病变。而且孕期同样也有可能患乳腺癌，如发现乳腺肿块，一定要及时就诊。

14. 出现乳房血肿该怎么处理？

乳房血肿多是由外伤或治疗原因引起的。外伤性乳房血肿很少表现为恶性，其典型表现为瘀斑、疼痛和柔软的乳房肿块。乳房受到外力作用，导致局部血管断裂出血，形成血性囊肿。微小的外伤有时也会引起血肿。例如，汽车安全带能导致乳房损伤，表现为受箍束部位出现瘀斑和沿胸壁呈条带状分布的血肿。司机左乳内侧和右乳内下象限最常受牵连。外伤性血肿通常是自限性的，首选治疗是加压包扎和服用镇痛药，可以在医生的指导下服用抗生素类药物，预防感染。大血肿不能完全吸收者，可在严密的无菌操作下，穿刺抽出陈旧性出血。对怀疑恶性者可以针刺活检。活检术后、血肿逐渐增大的病人，可在手术室行清创止血。

15. 如何应对乳房皮肤过敏？

乳房皮肤过敏，与全身皮肤过敏症状相似，都有皮肤发红，偶有皮疹出现，瘙痒难耐。但与其他各处皮肤过敏不同的是，乳房皮肤过敏多有明确的过敏原（近期接触乳房皮肤的衣物）。因此，首要治疗方法就是远离过敏原。其他可以按以下的原则进行：①选择更合适的文胸，更换洗澡用的沐浴液、身体乳等。②局部皮肤如过敏症状严重可酌情使用各种抗过敏软膏，必要时建议到医院的变态反应科就诊，在医生指导下服用抗过敏药。③饮食方面尽量清淡，忌食辛辣刺激性食物，多吃一些富含维生素的食物。④如皮肤瘙痒影响休息，可于睡前口服促进睡眠和抗过敏药物。

二

乳腺疾病的诊断与治疗

16. 应该怎样进行乳腺自检?

乳腺自检无须任何设备、仪器,是一种简单易行、安全无创的检查方法。推荐女性朋友定期进行乳腺自检,建议育龄期妇女在月经过后两次月经中间,乳房既不肿胀,也不疼痛时做一次乳房自检;绝经后女性则可以考虑每个月固定一天进行一次乳腺自检。最好把自检的时间放在洗澡时进行,因为当手和乳房都湿润的时候更容易感觉到肿块。

自检的方法可以分为"视"和"触"。首先,可以站在镜子前,双侧手臂下垂于身体两侧,检视乳房。首先,观察双侧乳房是否对称,短时间内出现不对称的情况时,需要立即就诊。其次,观察有无乳头内陷、皮肤局部水肿、皮肤红肿、皮肤凹陷、皮肤橘皮样改变和乳头湿疹样改变等,然后将双侧手臂上举,再次观察有无以上表现。最后,取仰卧位,在右肩下垫小枕头,用左手手指腹触诊整个右侧乳房和腋窝区,之后在左肩下垫小枕头,用右手手指腹触诊整个左侧乳房和腋窝区,切忌演变成"龙爪手",那样会把自身乳腺的腺体误认为是肿块。触诊的目的是发现乳房有无肿块、有无乳头溢液、腋窝有无肿大淋巴结等。我们常说,如果腺体的触摸感像比萨饼、疙里疙瘩的,往往没事。如果发现饼上放了一个"小西红柿",那就应该考虑去找专科医生帮忙了。但如果自检发现肿块或者任何可疑的症状,先请别过度紧张,因为你是非专业的,你的顾虑往往是无根据的。此时你应该积极地去门诊找专科医生进一步确认并听取专业的意见。

17. 乳头内陷是乳腺疾病的表现吗？

乳头内陷分为先天性乳头内陷（又称生理性内陷）和病理性乳头内陷。

（1）先天性乳头内陷：是出生后即存在的内陷，是乳头下结缔组织发育不良，乳头缺乏纤维和平滑肌组织的支持所致，表现为乳头不能突出或乳头突出不够、乳头短平，乳腺检查是正常的，不会发生任何继发性变化。先天性乳头内陷主要影响美观和哺乳，整形手术能够解决美观问题，但手术后仍不能哺乳。在成长的过程中（尤其是青春期阶段），乳头也有可能自行突出来，建议在洗澡的时候将乳头往外"揪一揪"，经常性地牵拉、按摩乳头有助于乳头突出来。不建议乳头内陷的女性产后哺乳，因为乳头周围会有一些无法清洗干净的污垢，对孩子健康不利。

（2）病理性乳头内陷：是成年后短时间之内出现的，之前乳头都是挺拔的。乳房的慢性炎症，如乳腺结核、乳腺导管扩张症或乳腺管周围炎、肉芽性小叶性乳腺炎等都可导致乳头内陷。癌组织侵犯乳头后的导管等组织也能导致乳头内陷。因此，如果近期内发现乳头内陷，尽管不痛不痒，也要提高警惕，尽早就诊，发现问题，需要尽快给予治疗。

18. 乳腺出现哪些症状需要立即就医？

当乳腺出现以下症状时，需要立即就医。

（1）乳腺肿块。自检时发现乳腺肿块时，需要提高警惕，尤其是单个、质硬、边界不清的肿块。

（2）皮肤改变。皮肤出现大片红肿、局部凹陷、橘皮样变化及乳头湿疹样改变中的一项或者几项时，需要提高警惕。

（3）乳头、乳晕异常。当乳头出现内陷、有向一侧牵拉的感觉时，需要提高警惕。乳头和乳晕出现湿疹样改变，即乳头皮肤出现"变粗糙→流黄水儿→结痂→痂皮脱落，露出'嫩肉'→再粗糙→流黄水儿"周而复始的变化时，请先到皮肤科就诊，而不是先到乳腺门诊就诊。

（4）乳头溢液。乳头出现暗红色血性、酱油样、深黄色等溢液时，需要提高警惕，尤其是单侧、单孔溢液，更应该高度重视。偶尔一次呈"鲜血样"的溢液，无须紧张，严密观察即可。

（5）腋窝肿物。自检时摸到腋窝肿物，需要与副乳腺相鉴别，如果不是副乳腺，那么请立即就医。

19. 为了尽早发现乳腺疾病，我们应该怎样做检查呢？

一般建议年龄小于 30 岁的女性，可以考虑每月自检。如果没什么不适或异常发现，每 2 年左右找专科医生检查并进行彩超等检查。如果年龄在 30~35 岁者，可以考虑每年找专科医生检查并进行彩超等检查。如果年龄>35 岁，可以考虑每半年找专科医生检查并进行彩超等检查，每 1~2 年可酌情行乳腺钼靶检查。

20. 乳腺疾病手术后，乳房会变形吗？

乳房是否变形取决于乳房大小及手术切除范围大小。如果切除范围大于乳房 1/4 象限，即使手术时尽力补救，仍然会对乳房形状产生较大影响。如果切除范围相对于乳房体积较小，经过手术中的塑形，则影响不大。

21. 单侧卵巢手术对乳腺有影响吗？

正常情况下，每个女性都有左右两个卵巢，两个卵巢一起工作维持女性体内激素水平。但是，当一侧卵巢由于某种原因被切除后，对侧卵巢仍然能够维持体内的激素水平，保证女性对雌激素、孕激素的需求，也能够完成生育功能。因此，单侧卵巢切除后，从激素水平来讲，对乳腺没有影响。但值得注意的是，双侧卵巢切除术后病人即进入更年期阶段，会出现很多更年期症状，包括潮热、多汗、烦躁、失眠等，由于这个阶段出现的负面情绪较多，常常会引起乳腺反应性的疼痛，而乳腺疼痛本身又会加重病人的担忧。因此，如果出现上述情况，建议到医院就诊，如果临床查体和必要的影像学检查都提示乳腺没有任何问题，那么大可放心，不要总是怀疑卵巢手术带来了乳腺的问题。

22. 做乳腺检查有最佳时间吗？

随着现代医学的进步，临床医生的诊断水平不断提高，影像学检查技术不断更新，在医院进行乳腺检查的结果，受月经周期的影响越来越小。也就是说，在任何时期做乳腺彩超检查、钼靶 X 线摄影、磁共振成像等影像学检查，检查结果的差别都不大。病人可以根据自身的时间安排去医院进行乳腺检查，不一定非要赶在月经周期的某一个阶段去检查。但是，乳腺触诊检查受月经影响较大，一般来讲，乳腺在月经前 3~7 天质地较硬，腺体较厚，触诊效果略差。如果条件允许，可以选择月经结束后的 3~7 天到医院进行检查，或者在乳房无明显肿胀和疼痛时去检查，触诊效果更好。

23. 体检出现哪些结果需要到乳腺专科就诊？

如果检查结果是单纯性乳腺增生，甚至是单纯性乳腺囊肿，不用太在意，也没必要一定用药物治疗，因为单纯的乳腺增生和乳腺囊肿不会增加乳腺癌的发生率，只要注意定期复查就可以了。如果检查出乳房肿块，且进一步进行乳腺彩超、乳腺钼靶 X 线摄影等均提示肿块"性质待定"，请立即到乳腺专科就诊，也许需要进行组织活检以明确病理诊断。

24. 什么是乳腺钼靶 X 线摄影？

乳腺钼靶 X 线摄影简称乳腺钼靶，主要用于乳腺癌的筛查和诊断，是乳腺疾病的最简便、最可靠的无创性检测手段。乳腺钼靶 X 线摄影所产生的 X 线是低能量 X 线，以此来扩大乳腺不同软组织之间对 X 线吸收的差异，增强影像对比。这种低能量 X 线由钼靶或钼-铑双靶 X 线管产生，因此称乳腺钼靶 X 线摄影。乳腺钼靶 X 线摄影可以反映正常腺体、脂肪组织及乳腺肿块的不同密度，检测出乳腺的异常情况，如钙化、肿物、腺体结构异常等，可以发现临床触诊阴性的乳腺癌。乳腺钼靶 X 线摄影是发现乳腺内钙化最敏感的检查方法。

25. 哪些情况需要做乳腺钼靶 X 线摄影？

乳腺钼靶 X 线摄影主要有两种用途：乳腺癌的筛查和乳腺疾病的临床诊断。乳腺癌筛查是对无症状人群进行检查，以达到病变早期发现、早期诊断、早期治疗的目的，适合人群是 40 岁及以上无症状的女性。乳腺疾病的临床诊断是对临床有症状人群的进一步检查，包括触及乳腺肿块、出现异常乳头溢液、局部皮肤异常、疼痛或肿胀等，具体应遵循医生的建议进行检查。妊娠的受检者不建议进行乳腺钼靶X线摄影。

26. 乳腺 B 超检查和彩超检查一样吗？

乳腺 B 超检查和彩超检查不一样，出现混淆的原因是很多女性拿到的彩超检查结果上的照片是黑白的，而不是彩色的。其实，无论 B 超检查还是彩超检查，检查结果上的照片都是黑白的，不能依据照片的颜色来判别。那么如何区分 B 超检查和彩超检查呢？这主要取决于超声检查仪器是否具有观察乳腺肿物周围血流情况的功能。B 超检查仪器没有这项功能，不能观察肿物周围血流情况，仅能提供肿物二维大小、边缘情况、后方回声特点等。当超声检查仪器具有这项功能时，除了观察上述肿物特征，还能够提供肿物周围血流情况。在超声检查仪器上，血流可以呈现出红色或蓝色，分别代表流入和流出的血流信号，因此称为乳腺彩超检查。由于乳腺肿物周围血流信息对于判断肿物性质十分重要，而且彩超检查的分辨率比 B 超检查更高，图像更清晰，因此对于乳腺检查，彩超检查优于 B 超检查。

27. 乳腺 X 线检查和乳腺超声检查哪种方法更好？

乳腺 X 线检查和乳腺超声检查是临床最常用的乳腺检查方法，两种检查方法联合使用被称为乳腺影像学检查的"黄金组合"。两种检查方法原理不同，有各自的优势和不足，联合使用可以互补。

乳腺 X 线检查对于乳腺内的钙化敏感，能够发现很小直径的微钙化，在检出以微小钙化为主要表现的乳腺癌方面，具有其他影像学方法无法替代的优势。但乳腺 X 线检查由于具有乳腺影像特征的多变性和 X 线图像为重叠影像等特点，存在一定的假阳性率。由于 X 线检查有放射性损害，且对于致密腺体的敏感性和特异性低，而亚洲女性一般乳腺腺体比较致密，因此，对孕妇、哺乳期女性及 35 岁以下年轻病人乳腺 X 线检查不宜作为首选检查方法。

乳腺超声检查在鉴别乳腺病变囊性或实性、评估致密型乳腺、评估乳腺假体等方面更具有优势。超声检查无放射性，可适用于任何年龄，任何时期，是妊娠、哺乳期女性乳腺病变的首选检查方法。由于亚洲女性乳腺腺体致密等特点，目前我国有组织的乳腺癌筛查常用的影像学检查方法也是超声检查。超声检查的局限性主要在于少量微小钙化检出率低，同时诊断的准确性很大程度取决于检查者的技术和责任心。

28. 体检的乳腺彩超检查报告应该怎么看？

对于东方女性，因为乳腺腺体内脂肪含量较西方女性少，所以超声检查能更早地发现乳腺疾病。如上所述，乳腺超声检查分为 B 超检查和彩超检查，目前在体检中心使用的仪器多为以上两种，在选择体检机构时可以事先了解其提供的体检项目是彩超检查还是 B 超检查。乳腺超声检查一般包括以下几项。

（1）乳腺肿块的形态：彩超检查能提示肿块是实性还是囊性，是单纯囊性还是有附壁肿瘤，边界是清楚还是不清楚的。实性结节、囊壁上有肿物的囊肿，尤其在边界不清、周边及内部血流丰富时，请格外警惕。单纯囊性结节，尤其是结节小于 1cm 时，一般无须处理，可定期检查、严密观察。

（2）腋窝淋巴结情况：观察腋窝淋巴结是否肿大。腋窝淋巴结接收上肢及乳房的淋巴回流，如果乳房没有恶性肿瘤迹象，往往看不见腋窝淋巴结，或者发现长条形淋巴结，且皮髓质分界清楚。当腋窝淋巴结较大、接近圆形、边界不清、皮髓质分界不清时，则需要关注。

（3）肿块内钙化灶：彩超检查发现的乳腺内钙化往往是大钙化，可以先定期观察。但最好是复查钼靶X线摄影以明确钙化的形态，如为簇状细砂粒样钙化则需要高度警惕。

此外，有经验的彩超医生还可以结合临床上的肿瘤特征，如有无乳头异常溢液、肿瘤表面皮肤是否有橘皮样改变，以及触及肿块的硬度、活动程度等，作出更为准确的判断。特别提醒的是，彩超检查对发现乳腺微小病变、判断肿块性质及准确定位有较大价值，但良、恶性肿瘤的彩超表现常常有交叉，而且彩超结果的准确性与仪器设备的状态和超声科医生的经验均有关系，这也是很多病人发现几家医院的彩超结果差异较大的原因。因此，有乳腺肿块的病人在彩超检查以后，应找专科医生就诊，由医生综合判断，并确定最佳治疗方案，切莫自行判断。

29. 乳腺钼靶 X 线摄影检查报告应该怎么看？

目前很多体检机构的体检项目都包括乳腺钼靶X线摄影。对广大女性而言，乳腺钼靶X线摄影较乳腺超声检查陌生一些，更不知道如何看乳腺钼靶X线摄影检查报告。通常，体检机构会提供乳腺钼靶X线摄影照片和检查报告。大家不需要学习乳腺钼靶X线摄影照片如何看，能看懂报告即可。看报告时主要关注以下几点。

（1）有没有肿块：如果有肿块且肿块的边界不清楚，或者伴有毛刺，则需要警惕乳腺癌。

（2）是否有钙化：如果可见簇状细砂粒样钙化，则应高度怀疑乳腺癌。如果是散在的、粗大的钙化，或蛋壳状、雨滴状钙化，则往往是良性的表现。有时乳腺上有散在钙化点，可以考虑3个月到半年复查乳腺钼靶X线摄影对比，看钙化有没有变多、变密集。

（3）皮肤有无改变：恶性肿瘤表面皮肤经常表现为水肿、增厚等。

目前大多数钼靶报告最后都会给出乳腺影像报告数据系统

（BI-RADS）分级，重点要看分级的信息，如果是 1 级或 2 级，即代表乳腺是正常的，而 3 级、4 级或 5 级则存在病变的可能性比较大，建议向乳腺专科医生寻求帮助。需要指出的是，乳腺钼靶 X 线摄影通常适合年龄较大、乳腺体积较大、腺体部分退化或完全退化的女性。而年轻女性（尤其年龄<30 岁）、乳腺体积较小、腺体未退化及接受假体植入隆胸术的病人，选择钼靶检查时需要格外慎重。

30. 乳腺钼靶 X 线摄影检查报告上的 BI-RADS 分级是什么意思？

BI-RADS 的意思是乳腺影像报告数据系统。对于乳腺钼靶 X 线摄影报告，要求影像科医生给出 BI-RADS 分级信息。如果你拿到一份不含有 BI-RADS 分级信息的报告，那么请咨询你的检查医生。钼靶 BI-RADS 分级的医学标准见表 2-1。

表 2-1　乳腺钼靶 X 线摄影 BI-RADS 分级

级别	含义
0 级	是指根据现有的乳腺钼靶 X 线摄影照片无法准确定义被检查者的钼靶 BI-RADS 分级，需要进一步加做乳腺钼靶 X 线摄影，或者与以前的照片进行对比，或者加做乳腺彩超（有时候需要加做 MRI），或者综合以上几种手段才能给出准确 BI-RADS 分级信息。
1 级	正常乳腺或者存在正常改变的乳腺。
2 级	能够明确定义为乳腺良性病变，1 年后复查即可。
3 级	乳腺良性病变可能性大，发生恶性病变的可能性低于 2%。建议 6 个月之后复查乳腺钼靶 X 线摄影；如果没有任何变化，建议 12 个月之后继续复查；如果不是没有任何变化，建议 24 个月之后再次复查；如果依然没有任何变化，可以考虑定义为 BI-RADS 2 级，即能够明确定义为乳腺良性病变。

续　表

级别	含义
4 级	
4A 级	乳腺肿物恶性可能性较小，但通常需要外科处理。常见的乳腺疾病包括纤维腺瘤，有一定恶变倾向的乳腺囊肿及乳腺脓肿等。
4B 级	恶性可能性较 4A 级大，但也有可能为纤维腺瘤、脂肪坏死或导管内乳头状瘤等良性疾病。无论如何，4B 级乳腺病变需要给予手术治疗。
4C 级	恶性可能性较 4B 级大，通常表现为乳腺实性肿物，边界欠清，或者出现簇状小钙化灶，需要尽快给予手术治疗。
5 级	乳腺肿物恶性可能性≥95%，通常表现为乳腺高密度肿物，边界欠清，或者出现大片簇状小钙化灶及乳腺肿物呈现明显毛刺征，需要在最短时间内安排手术治疗。
6 级	已经明确诊断为乳腺恶性肿瘤的病变，但尚未接受手术、化疗、放疗等治疗。诊断明确的乳腺恶性肿瘤在进行新辅助治疗并观察疗效时归为此类。

　　当双侧乳腺的 BI-RADS 分级存在差异时，最终结论要依据"最可疑病灶"所在侧进行诊断。例如，一侧乳腺明确定义为良性病变，而另一侧明确定义为可疑恶性病变，那么应该定义为 BI-RADS 4 级，即可疑恶性病变。当一侧乳腺定义为良性病变，而另一侧定义为尚需要其他检查辅助明确诊断，那么应该定义为 BI-RADS 0 级，即无法定义病变性质，需要进一步检查。

31. 乳腺超声 BI-RADS 分级是什么意思？

　　乳腺超声检查的 BI-RADS 分级指南是在乳腺钼靶 X 线摄影 BI-RADS 分级指南的基础上发展起来的，时间较短，且超声诊断结果更加依赖医生的主观判断，因此尚需要更多临床实践检验和修订。乳腺超声 BI-RADS 分级见表 2-2。

表 2-2　乳腺超声 BI-RADS 分级

分级	内容
0 级	根据现有的超声诊断结果无法准确定义被检查者的超声 BI-RADS 分级，需要进一步超声随访，或者与以前的超声诊断结果进行对比，或者加做乳腺钼靶 X 线摄影（有时候需要加做 MRI），或者综合以上几种手段才能给出准确分级信息。
1 级	正常乳腺或者存在正常改变的乳腺。如果合并进行乳腺钼靶 X 线摄影，且乳腺钼靶 X 线摄影检查结果也为阴性，那么可以认为存在乳腺恶性肿瘤的可能性<2%。
2 级	能够明确定义为乳腺良性病变，通常包括单纯性乳腺囊肿、乳腺内典型淋巴结、乳腺植入物、典型手术后改变等。
3 级	乳腺良性病变可能性大，发生恶性病变的可能性<2%。建议 6 个月之后复查乳腺彩超检查，如果没有任何变化，建议 12 个月之后继续复查；如果还是没有任何变化，建议 12 个月之后再次复查；如果依然没有任何变化，可以考虑定义为 BI-RADS 2 级，即能够明确定义为乳腺良性病变。
4 级	恶性可能性（3%～94%）较 3 级大，需要给予手术治疗。如果进行观察的话，超声发现肿物最大直径增加≥20% 时需要立即给予手术治疗，如果最大直径缩小≥20% 可以降级定义为 2 级或 3 级。
5 级	乳腺肿物恶性可能性≥95%，通常表现为乳腺低回声、肿物边界欠清、呈角或呈棘，伴后方回声衰减，需要尽快给予手术治疗。
6 级	已经明确诊断为乳腺恶性肿瘤的病变。

32. 乳腺 MRI 是什么？有什么作用？

乳腺 MRI 是乳腺磁共振成像，对于乳腺肿瘤的筛查有积极意义。乳腺 MRI 最大的优点是对已经诊断为乳腺癌的病人，拟行保乳手术时，可以用来判断病灶的范围和有无其他病灶，进而判断是否适合做保乳手术。同时对于不可触及的乳腺病变，或乳腺彩超和钼靶 X 线摄影都不能评判良恶性的时候，乳腺 MRI 可以给出进一步的提示，从而提高乳腺癌诊断的准确度。但因为乳腺 MRI 价格较高、检测时间较久等，所以不建议常规进行乳腺 MRI。须注意的是，乳腺 MRI 虽能提高乳腺癌诊断的准确度，但仍存在一定的假阳性率，须结合病人其他检查情况，综合判断。

33. 哪些乳腺疾病适合做微创手术？

乳腺微创手术是指采用真空辅助乳腺微创旋切系统进行的乳腺肿物切除手术，优点是恢复快、创口小（只有 0.4cm）、美容效果好、术后瘢痕小或无瘢痕，但费用较贵。真空辅助乳腺微创旋切系统主要推荐用于乳腺良性疾病的手术：①乳腺纤维腺瘤。适合小于 1.5cm 的肿物，如果肿物体积较大，则不易切净，复发的概率较高。②乳腺囊肿。也适合大于 2.5cm 的单纯囊肿，尤其是多发囊肿，开放性手术会带来较大的瘢痕，微创手术效果极好。

34. 乳腺的围生期保健有哪些内容？

妊娠后期及分娩后 3 个月内，孕产妇容易遇到各种各样与乳腺相关的问题，下面仅就常见的几个方面提醒大家注意。

（1）分娩前后的乳房卫生极为重要，从妊娠 6 个月开始，经常用清水或中性浴液擦洗乳头、乳晕，以提高局部皮肤的抵抗力。

（2）先天性乳头畸形（主要是乳头内陷）会影响哺乳，需要在妊娠后（越早越好）加以矫正，可以用手轻柔地牵拉乳头。但仅小部分会有所改善，如无改善，建议及时就医。

（3）一定要保持乳汁通畅。早期按摩和吸乳是关键。可用手指顺乳头方向轻轻按摩，加压揉推，使乳汁流向输乳管口，并用吸乳器吸乳，使阻塞的管口畅通。吸通后应尽量排空乳汁，勿使淤积。如乳汁过稠，易发生凝乳而阻塞输乳管，要多进汤液饮食。热敷后按摩有助于排乳通畅。

（4）保持情绪良好，家庭成员要多关照与慰藉孕产妇。

（5）对已有乳头皲裂者，在积极治疗的同时，可在每次哺乳后，用温热毛巾清洁乳房，尤其是乳头，再挤出部分乳汁涂抹在乳头上。另外，可使用非接触性奶嘴，既能保证母乳喂养，又能让乳头得到充分的休息。

● 机体其他部位出现任何感染病灶时要及时、妥善治疗，预防继发性乳腺炎。

● 要注意婴儿的口腔卫生，婴儿有口腔疾病时应积极治疗，同时改用吸奶器吸奶，并用奶嘴喂奶。

● 不要养成让婴儿含着乳头入睡的习惯，注意哺乳姿势。哺乳后用胸罩将乳房托起。

● 一旦发现乳房有异常变化，应及时处理，以免病情进一步发展。

● 多喝水，使乳汁变稀，减少淤滞，利于乳汁排出。

● 饮食宜清淡，易消化，忌辛辣。

乳腺癌的基本知识

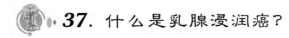

35. 什么是乳腺癌？

乳腺癌是发生在乳腺部位的恶性肿瘤，是女性最常见的恶性肿瘤之一。乳腺中的导管上皮细胞或乳腺终末小叶上皮细胞，在遗传因素和环境因素等多因素的共同作用下经历恶性转化过程，异常快速增殖，从癌前病变的阶段最终进展成为乳腺癌。

36. 什么是乳腺原位癌？

乳腺原位癌是一种癌前状态，是指肿瘤性上皮细胞明显增生，伴有不同程度的异型性。增生的肿瘤性上皮细胞未突破基底膜，因而无间质浸润，包括乳腺导管原位癌和小叶原位癌两种主要病理类型，有时还可出现乳腺导管原位癌和小叶原位癌共存的情况。中国人以乳腺导管原位癌常见，而小叶原位癌的发生比例较低。乳腺原位癌可有不同的生长方式，如筛状、乳头、微乳头及实体型等，依据生长方式不同结合细胞形态可分为不同的亚型。乳腺原位癌是一种高度异质性的疾病，各类型发生浸润癌的风险存在明显的差异。

37. 什么是乳腺浸润癌？

乳腺浸润癌是一种肿瘤性上皮细胞已经突破基底膜向周围组织生

长的癌，主要包括浸润性导管癌和浸润性小叶癌两大主要病理类型，其他类型还包括浸润性筛状癌、小管癌、黏液癌、髓样癌、分泌性癌、腺样囊性癌等。乳腺浸润癌存在转移风险，但不是所有的乳腺浸润癌都会发生转移。早期的乳腺浸润癌可以只局限于乳腺，而未发生腋窝淋巴结转移。

38. 什么是乳腺叶状肿瘤？

乳腺叶状肿瘤又称乳腺分叶状肿瘤，是一种呈叶状结构、由乳腺纤维结缔组织和上皮组织组成的纤维上皮性肿瘤。乳腺叶状肿瘤相对少见，仅占乳腺肿瘤的 0.3%～0.9%。典型的临床表现为体积较大的单发无痛性肿物，偶尔伴有疼痛。总体来说，其性质介于乳腺良性肿瘤和恶性肿瘤之间，医学上称之为"交界性"肿瘤，有人将其细分为交界性良性、交界性和交界性恶性三种。2003 年世界卫生组织制定的组织学分类将乳腺叶状肿瘤根据其组织学特点分为良性、交界性、恶性三类。但组织学的分类有时与其临床表现及预后并不完全一致。治疗上以手术切除为主。由于乳腺叶状肿瘤易于复发，因此手术后需严密随诊，复发时需要再次手术。

39. 乳腺癌的发病原因是什么？

多年来专业人员一直在致力研究乳腺癌的发病机制，虽然乳腺癌发生的原因与机制尚未完全揭晓，但较为公认的是，乳腺癌是内在因素和外在因素共同作用于人体的结果。病人个体的内在因素就是内因，包括家族史等遗传因素、体内雌激素水平、机体免疫力、初产年龄、哺乳史、避孕药使用情况、饮食习惯、精神压力等。而个体所处的环境等外在因素就是外因，如化学致癌物、放射线、电磁辐射、病毒感染等。外界环境中的致癌因素与机体自身的遗传易感性相互作用，在内因、外因的共同作用下导致乳腺导管上皮细胞或小叶上皮细胞恶变，从而导致乳腺癌的发生。

乳腺癌家族史，属于"不可改变"的乳腺癌发病高危因素。一级亲属（包括父母、兄弟姐妹）中有乳腺癌病人时，乳腺癌发病危险性增加。二级亲属（包括叔、伯、姑、舅、姨等）中有乳腺癌病人时，乳腺癌发病危险性也有增加，但较一级亲属乳腺癌家族史者发病危险性略有下降。而初产年龄、哺乳史、避孕药使用情况、饮食习惯、精神压力等，属于"可以改变"的乳腺癌发病高危因素，是乳腺癌预防工作的重点，初产年龄早、母乳喂养、没有服用过避孕药、饮食合理及精神愉悦等都是降低乳腺癌发病危险性的因素。

40. 乳腺癌的发病机制是怎样的？

针对乳腺癌的发病过程，较为经典的有以下三种学说。

（1）双重打击的两阶段致癌学说：20世纪40年代贝伦布鲁姆（Berenblum）等提出了"双重打击"的两阶段致癌学说。该学说认为，肿瘤的形成包括启动阶段和发展阶段两个阶段。①启动阶段：是指一个具有特异性的可逆过程，即机体的正常细胞在内在与外在致癌因素的第一次打击作用下转变为潜伏性肿瘤细胞，即有一定细胞异型性的癌前病变细胞。②发展阶段：是该细胞经受了致癌因素的第二次打击后，完成了恶性转化过程，最终发展为具有一定生物学及形态学特性的癌细胞。

（2）原癌基因和抑癌基因学说：原癌基因存在于生物正常细胞基因组中，包括 $CerbB2$、c-myc、ras 基因等。在正常情况下，原癌基因处于低表达或不表达状态，参与细胞的生长、增殖、分裂和分化，但在某些条件下，原癌基因可被异常激活，诱导细胞发生癌变。而抑癌基因是存在于正常细胞内可抑制细胞生长并具有潜在抑癌作用的基因，主要包括 $p53$、Rb 基因等，能够起到对正常细胞进行监控审查的作用。该学说认为，肿瘤的发生是基因突变、易位、缺失等机制导致原癌基因被激活或抑癌基因失活，从而引起正常细胞向癌细胞的转化。研究发现，原癌基因不仅参与乳腺癌的发生，而且在乳腺癌已经形成之后仍能对癌细胞起到促进生长的作用。

（3）基因表达调控学说：基因是带有遗传信息的 DNA 片段，是细胞内的遗传学编码物质。基因的表达是指按照其基因编码序列转录并翻译蛋白质的过程。该学说认为，乳腺癌的发生并不是因为癌细胞内带有遗传信息的 DNA 的序列发生改变，而是由于基因的表达发生了变化，即原有的正常表达水平的基因其表达水平可以被上调而过度表达，或被下调而低表达，甚至可能被沉默而失去表达。这些基因表达调控方面的异常导致了细胞癌变。目前最前沿的"表观遗传学"就是研究这类基因表达调控方面的改变。

41. 了解乳腺癌的病因、发病机制、发病过程有什么意义？

充分认识乳腺癌的病因、机制与发生、发展的过程，不仅是临床医生和科研人员的重要课题，也有利于广大女性提高对乳腺癌的防范意识。现代医学的多项研究都表明，乳腺癌是机体内在的遗传因素以及生活方式、饮食习惯、工作压力、行为模式等外界因素共同作用引起的。而行为模式是可以调控和改变的，所以，乳腺癌从很大程度上来说是可以预防的。如果能充分认识自身遗传因素中易于导致乳腺癌的易感因素，以及所处环境中的致癌隐患，那么就能有针对性地选择更加健康的生活方式，调节周围的环境，同时根据自身情况适时接受乳腺癌筛查，这些对乳腺癌的早期预防都具有重要意义。对于乳腺癌病人，了解乳腺癌的发病过程，可以让病人尽早发现病情，做到早诊断、早治疗，同时有利于了解自己疾病所处的阶段，从而积极准确地配合治疗，减少不必要的恐慌。

42. 乳腺癌是怎样进行分期的？

肿瘤分期是根据个体内原发肿瘤及播散程度来描述恶性肿瘤的严重程度和受累范围。肿瘤分期可以帮助医生制订相应的治疗计划和预测疾病的预后。目前国际上最为通用的分期系统是 TNM 分期，是由法国人皮埃尔·德诺瓦（Pierre Denoix）于 1943—1952 年提出的，之后美国癌症联合委员会（American Joint Committee on Cancer，AJCC）和国际抗癌联盟（Union for International Cancer Control，UICC）逐步开始建立国际性的分期标准。目前 TNM 分期已成为临床医生和科研人员对恶性肿瘤进行分期的标准方法。

TNM 分期系统是基于肿瘤（tumor）的大小、淋巴结（node）转移情况及是否存在远处转移（metastasis）而确定的。T、N、M 分别为肿瘤、淋巴结及转移这三个英文单词的首写字母，确定 T、N、M 分别的分期后，就可以得出肿瘤相应的总的分期，即 Ⅰ 期、Ⅱ 期、Ⅲ 期、Ⅳ 期等。Ⅰ 期的肿瘤是相对早期的肿瘤，一般预后比较好。

43. 肿瘤分期越靠后预后就越差吗？

通常来讲，分期越靠后，预后也越差。但肿瘤分期只是评价治疗和预后的一个依据，但不是唯一的依据。医生会根据每个人的具体情况，如年龄、TNM 分期、肿瘤分化程度、增殖指数、雌激素、孕激素受体状态、Her-2 受体状态等一系列指标对病人的病情和预后进行综合的判断和评估，并据此为每一位病人制订适合个人的最佳治疗方案。不要看到分期情况不好就失去治疗的信心。

44. 什么是 Ki-67 抗原？

Ki-67 抗原是一种细胞核增殖的相关抗原，简称 Ki-67。Ki-67 通常在增殖分裂的细胞中能检测到，在静止期的细胞中无法检测到，它能反映正常和病变细胞的增殖活性。Ki-67 的表达水平可作为鉴别乳腺良、恶性肿瘤的一个辅助指标。已经有多项研究发现，Ki-67 在多种恶性肿瘤中呈现过度表达，其表达水平可用于评价肿瘤细胞的增殖状态及肿瘤的生物学行为，与多种恶性肿瘤的发展、转移、预后有关。

以百分数（%）的形式来评价免疫组化染色呈现 Ki-67 阳性的细胞占所有细胞的百分比，称为增殖指数。Ki-67 增殖指数的具体数值高低不可一概而论，但指数越高，说明肿瘤中处于增殖期的细胞越多，肿瘤生长速度也就越快，往往意味着细胞的恶性程度越高。一般认为，增殖指数<10%，则肿瘤仅为低度恶性，其增殖速度较低；增殖指数>10%则为中等的增殖速度；增殖指数>30%则增殖速度较高，恶性程度较高；增殖指数>50%则肿瘤增殖速度快，恶性程度很高；增殖指数达到80%～90%，则肿瘤增殖速度极快，恶性程度非常高。

45. 乳腺癌的发病危险性和年龄有关吗？

乳腺癌发病危险性与年龄密切相关，绝大多数的乳腺癌发生在围绝经期和绝经后期女性，30岁以下女性乳腺癌发病率低。虽然20多岁的女性患乳腺癌的危险性小，但同样需要关注乳腺健康。而且，近年来我国乳腺癌的发病年龄有显著年轻化的趋势，女性都应注意采取必要的预防措施。如果乳腺出现一些自己无法判断的异常情况，应该积极到医院就诊。

46. 肥胖人群更易患乳腺癌吗？

众所周知，乳腺癌的发生、发展与雌激素的水平有关，女性体内雌激素的来源主要为卵巢和脂肪组织，而体内较高的雌激素水平又与月经初潮年龄早、行经时间长、绝经年龄晚等乳腺癌危险因素相关，因此，肥胖人群乳腺癌发病率高于非肥胖者。

美国癌症学会的研究人员在跟踪调查 4.4 万名女性后发现，成年后体重增加 27kg 以上的女性患乳腺癌的概率是成年后体重增加 10kg 女性的 2 倍。我国上海市曾经对 537 名健康人与乳腺癌病人进行对照研究，发现摄入脂肪多者患乳腺癌的相对危险性较低脂饮食人群增高 2.72 倍，特别是绝经后期的肥胖女性，其患乳腺癌的风险增加尤其显著。而腹部肥胖比臀部及大腿肥胖的女性患乳腺癌的风险性高。还有研究发现，体重指数（BMI）≥24 时，乳腺癌发病危险性存在不同程度的增高。除了分泌雌激素外，脂肪细胞也能分泌其他多种细胞因子，如血管内皮细胞生长因子（VEGF）、肝细胞生长因子（HGF）、脂联素等，这些细胞因子都能促进乳腺癌的发生、进展、癌细胞增殖和血管生成。研究证实，如果把脂肪细胞与乳腺癌细胞在体外共同培养，发现脂肪细胞可促进乳腺癌细胞生长。

47. 乳腺良性疾病与乳腺癌有关系吗？

笼统来讲，乳腺良性疾病与乳腺癌发病危险性具有一定相关性。但是，乳腺良性疾病种类较多，各种疾病与乳腺癌发病危险性的相关性大小不尽相同，应该区别对待。因此，当你向乳腺科医生咨询时，需要提供乳腺良性疾病的详细病理类型，否则无法得到准确的答复。

乳腺良性疾病通常可分为三类，即非增生性病变、单纯增生（无"不典型增生"）及不典型增生。

（1）非增生性病变：主要包括单纯性囊肿、乳腺炎、导管扩张等，通常认为其并不增加患乳腺癌的风险。需要注意的是，如果影像学检查提示乳腺囊肿内出现分隔，或是囊壁薄厚不均，怀疑有实性成分凸向囊肿内部，或是囊壁出现血流时，就应立即到医院就诊。

（2）单纯增生：包括纤维腺瘤、导管内乳头状瘤等。纤维腺瘤是年轻女性乳腺肿物的常见病因，其典型表现为乳腺中有 1～2cm 大小的、光滑的、界限清楚的可移动性肿物。没有达到"不典型增生"级别的乳腺单纯增生，仅会增加 1.5～2.0 倍的乳腺癌发病风险。乳腺单纯增生得到恰当治疗后，病人无须担心乳腺癌的发生，定期到专业医疗机构体检复查即可。

（3）不典型增生：在乳腺肿物病人中占 2%～4%，与乳腺癌发病显著相关。据文献报道，不典型增生病人的乳腺癌发病风险会增加 6 倍，因此需积极治疗及密切随访。

需要注意的是，具有乳腺癌高危因素并不意味着一定会患乳腺癌，而仅仅是患病的相对风险性增高，只要能做到积极的定期检查，包括乳腺外科专业医生的体检，以及彩超、乳腺钼靶 X 线摄影等影像学检查，就有希望早期发现可疑病变，并得到早期诊治的机会。

48. 家族中有人患乳腺癌，是不是会增加乳腺癌发病风险？

家族中出现乳腺癌病人时，会增加其亲属的乳腺癌发病风险，但亲缘关系不同，发病风险大小也不同。首先简单介绍一下亲属级别的概念：医学上可以将亲属级别划分为三级，分别为一级亲属、二级亲属和三级亲属，其增加乳腺癌发病风险的程度是逐渐减弱的。①一级亲属：包括自己的父母、儿女、兄弟姐妹。②二级亲属：包括叔、伯、姑、舅、姨、表/堂兄弟姐妹。③三级亲属：包括（外）祖父母，（外）孙子/孙女。

除亲缘关系外，家族中的乳腺癌病人例数也是一个重要的因素，如母亲和姐姐均患有乳腺癌的女性，其乳腺癌发病风险要高于那些仅母亲患乳腺癌的女性。同时，亲属的乳腺癌发病年龄也起着重要作用，母亲发病年龄越小（尤其≤30岁），则其女儿发生乳腺癌的风险越大，应接受较高频度与强度的定期检查。

现实生活中还存在一些特殊情况，如父亲是乳腺癌病人，这时如何判别呢？如果亲属中出现男性乳腺癌病人，应该比出现女性乳腺癌病人更要提高警惕，因为男性乳腺癌常常提示更强的遗传背景、基因突变或遗传异常。大约20%的男性乳腺癌病人其自身都有明确的家族史。那么同父异母或者同母异父的姐妹情况怎样呢？这个目前尚没有统一的评价标准，但疾病的遗传背景是以亲缘关系远近来划分的，所以推测上述两种情况的家族遗传背景比同父同母的姐妹稍弱一些，同父异母姐妹会比同母异父姐妹更弱一些。

49. 乳腺良性增生会增加乳腺癌的患病风险吗？

乳腺良性增生属于非增生性乳腺良性疾病，并不会增加患乳腺癌的风险，无须担心。乳腺在内分泌激素，特别是雌激素、孕激素的作用下，随着月经周期的变化，会有增生和复旧的改变。这种周期性变化受内分泌系统的调节，一旦该调节出现异常，雌激素水平增高，可能导致乳腺组织增生过度和复旧不全，常此以往，增生的乳腺组织不能完全消退，就形成了乳腺增生。乳腺良性增生可不用治疗，调整生活方式、合理饮食、调节心情、定期检查即可，它并不会增加乳腺癌的患病风险。

50. 乳腺增生的程度与乳腺癌有什么关系？

目前，乳腺疾病引起大家广泛关注，很多体检机构都将乳腺检查列为必查项目，体检报告给出的结论往往是"轻度乳腺增生""中度乳腺增生"或"重度乳腺增生"。一般，被诊断为"重度乳腺增生"的女性会比较担心。其实，乳腺增生的轻、中、重度没有统一标准，没有必要进行这样的分级。乳腺增生主要还是关注增生的类型。如上所述，乳腺良性增生不会增加患乳腺癌的风险，没有达到"不典型增生"级别的乳腺单纯性增生，仅会增加 1.5～2.0 倍患乳腺癌的风险，在疾病本身得到治疗之后，病人并不用过于担心是否有乳腺癌的发生，定期到专业医疗机构复查即可。而不典型增生是增生的上皮细胞形态和结构出现一定程度的异型性，是从良性改变到恶性改变的中间站。有人将不典型增生称为"癌前病变"，病人乳腺癌发病率增加 6 倍，因此需积极治疗及密切随访。

51. 卵巢疾病与乳腺癌的发病有关系吗？

卵巢疾病多种多样，大部分都与乳腺癌没有关系，小部分有一定相关性。当卵巢疾病导致激素水平异常，尤其是雌激素、孕激素水平异常时，可能增加乳腺癌的发病风险，如卵巢癌等。

卵巢主要分泌雌激素和孕激素，雌激素促使乳腺导管发育增生，而孕激素促进乳腺小叶的发育增生。因此对于青春期女性而言，正常的卵巢功能是乳腺良好发育的必要条件。成年后，雌激素的过度刺激有可能增加乳腺癌的发病风险，因此对于那些由于卵巢疾病而接受双侧卵巢切除术的病人，手术不但不增加乳腺癌的发生概率，还会对乳腺有一定的保护作用。但对于卵巢癌病人则不同。因为，卵巢癌病人常常伴随出现 *BRCA*1 和 *BRCA*2 基因突变。*BRCA*1 和 *BRCA*2 基因是两种抑制恶性肿瘤发生的基因，在修复遗传物质 DNA 损伤方面起重要作用。BRCA1 和 *BRCA2* 基因突变者，患卵巢癌和乳腺癌的风险大大提高。当存在 *BRCA* 基因突变的女性患卵巢癌时，即使进行了双侧卵巢切除，其乳腺癌的发病风险依然比普通女性高。国外目前已经开展了针对 *BRCA1* 和 *BRCA2* 基因的检测，对于高危病人，可以进行预防性乳腺切除。国内目前也可开展相应检测。因此，卵巢癌病人应定期接受乳腺检查，必要时加做基因检测。

52. 甲状腺疾病与乳腺癌的发病有关系吗？

甲状腺疾病基本上与乳腺癌没有关系。常见的甲状腺疾病有甲状腺功能亢进症或减退症（即通常所说的甲亢和甲减）、各类甲状腺炎（如亚急性甲状腺炎及桥本甲状腺炎），以及各类甲状腺肿瘤（良性如甲状腺腺瘤，恶性如甲状腺癌等），如果甲状腺疾病引起内分泌功能紊乱，可能会引起乳腺疾病，但目前没有甲状腺疾病与乳腺癌有直接关联的医学证据。

53. 生存压力大会增加乳腺癌发病风险吗？

生存压力大会增加乳腺癌的发病风险。一项流行病学调查考察了生存压力（包括生活压力和工作压力）与乳腺癌发病危险性之间的关系。调查采取自评压力大小的方法：告知被调查者，她/他认为毫无压力的生存状态记为 0，压力非常大、几乎不能承受的生存状态记为 9，请她/他用 0~9 当中的某一个数字描述自己近 1 年来的压力情况，数字越大压力越大。调查结果显示，自评压力结果为 5~9 的女性，其乳腺癌发病率远远高于自评结果为 1~4 者，自评压力结果为 0 者乳腺癌患病率最低。根据这项调查结果就不难理解为何离异、丧失亲人等遭遇生活打击事件的女性，其乳腺癌发病率明显提高。

长期的工作和生活压力可能造成免疫力的下降，引起内分泌功能异常，使激素水平紊乱，从而增加乳腺癌的患病风险。因此当生存压力过大时，无论压力是来自工作还是生活，都应该主动寻求减压途径，舒缓压力。尽量调整自己的工作和生活状态，避免让自己承受太大的压力。压力大时也可以与家人、朋友和同事倾诉，或进行心理咨询，从而得到改善。

54. 经常吃豆制品会增加乳腺癌患病风险吗？

适量摄入豆制品不会增加乳腺癌的患病风险。豆制品营养丰富，经常出现在老百姓的餐桌上，但不代表吃得越多越有利于健康，因为"均衡膳食"很重要。那么，豆制品与乳腺癌之间到底有没有关系呢？关于这个问题的研究非常多，但都没有给出明确的结论，可能是因为豆制品成分较多，烹饪方法各异及摄入量难以定量。不过可以肯定的是，豆制品中确实含有纯天然的植物雌激素"大豆异黄酮"（各种豆制品中的含量各异），但含量较低。大豆异黄酮可以和体内雌激素受体结合，但与受体的亲和力相对较弱。当人体内的雌激素与受体结合形成激素-受体复合物时，才会对乳腺等靶器官产生生物学效应，而大豆异黄酮在体内雌激素水平较低时具有补充雌激素的作用，在体内雌激素水平较高时，会与体内雌激素竞争与受体的结合，从而减弱雌激素对靶器官的作用。因此，正常摄入量不会增加乳腺癌的发病风险，也不会影响乳腺癌病人的健康。

55. 吸烟对乳腺癌有什么影响？

现实的情况是，吸烟会诱发乳腺癌。这是因为烟草里含有数种致癌物质，而女性对尼古丁的代谢速度比男性更快，因此吸烟与被动吸烟对女性的健康损害都比男性更大。有研究发现，在吸烟女性的乳汁中存在多种烟草成分，这表明了吸烟对乳腺有直接影响。乳房上皮细胞的表面有某种尼古丁受体，这种受体在尼古丁持续刺激下，使细胞过度反应，会自动活化再发展出更多的受体，久而久之，造成细胞癌变与肿瘤增殖。烟草烟雾中含大量致癌物，可以长期富集于乳腺导管内，作用于上皮细胞，使雌激素羟化酶活性增加，增加雌激素刺激作用，致癌物沉积在乳腺组织中还会加速肿瘤的生长。有调查研究显示，吸烟女性死于乳腺癌的比例比不吸烟女性高 16%～25%。美国科学家的多项研究结果均表明，与不吸烟的女性或与曾经吸烟但已戒烟的女性相比，吸烟女性患乳腺癌的概率明显更大。而有吸烟史的女性，即使在她们已经戒烟长达 20 年后也比不吸烟女性患乳腺癌的概率大。此外，长期的被动吸烟，也就是吸二手烟也会明显增加患乳腺癌的风险，在童年接触二手烟者更是如此。这些研究常涉及数千到数万名女性，具有较为可信的大样本量，提示我们需要对吸烟行为进行干预，特别是防止青少年吸烟。对老年女性而言也是如此，有研究报道称，长期吸烟会使绝经后的老年女性患乳腺癌的风险增加 40%。吸烟还会对乳腺癌的治疗效果产生负面影响，同时增加乳腺癌的复发概率，缩短乳腺癌病人的生存时间，使乳腺癌病人的死亡风险提高。因此，不要为了一时的时尚、轻松毁了自己的健康，应珍爱生命，健康生活。

56. 饮酒对乳腺癌有什么影响？

大量饮酒无疑会增加乳腺癌的发病风险，但少量饮酒与乳腺癌的关系尚不明确。

来自英国、德国、法国、意大利等 8 个欧洲国家的研究人员联合调查了超过 36 万人，结果发现，男性癌症病例中约 10% 都和饮酒有关，而女性癌症病例中约 3% 与饮酒有关。研究人员指出，酒精在体内分解所产生的一些有害物质可能引起多种癌症，如乳腺癌、肝癌、肠癌、口腔癌、喉癌、食管癌等，饮酒还会减弱肝脏对雌激素的灭活作用，可以诱发男性乳腺增生，使女性体内雌激素积蓄，增加乳腺癌的发生风险。经常饮酒过量的人患癌症的比例尤其高。研究人员因此呼吁人们为了身体健康应该减少饮酒量。

多项研究均提示，饮酒与乳腺癌之间存在剂量-反应关系，即乳腺癌发生概率与饮酒剂量相一致。有研究对 32 万女性调查显示：每天饮用 2~6 杯酒精饮品（相当于 30~60g 酒精）的女性，比不饮酒者患乳腺癌的概率高出 41%。若减少至每天饮用 1 杯酒（相当于 10g 酒精），患乳腺癌的概率仍高出 9%。这意味着，即使是每天饮用 10g 酒精也会显著增加乳腺癌的发生概率。而且，饮酒时间越长，患病风险就越高。

更重要的是，在已经罹患乳腺癌之后，如继续饮酒，可以增加对侧乳房发生乳腺癌的概率。如果比较"近期饮酒"和一生中"曾经饮酒"这两个因素在导致乳腺癌的发生风险上的差异，发现近期饮酒会明显增加罹患乳腺癌的风险。因此，对于饮酒的健康人或者乳腺癌病人，如果能够戒酒，可以降低发生乳腺癌或对侧乳腺癌的危险性。对男性而言，过量饮酒最终会导致雌激素在男性体内积蓄，引起乳房肥大，爱饮酒的男性发生乳腺肥大的概率要比正常人高 15%，同时罹患乳腺癌的概率也会增加。男性患乳腺癌的人数目前正在逐年上升，每百名乳腺癌病人中就有一名是男性。男性胸部比较平坦，乳房组织比女性少，容易发生转移，加之人们对男性乳腺癌的防范意识差，很多病人一经发现就已经是晚期。因此，对习惯于豪饮的男士而言，保养自己身体的同时不应忽略乳腺的自查，一旦发现乳腺或胸壁包块，应警惕患男性乳腺癌的可能，并立即到专科医生处就诊。因此，建议尽量不饮酒，如果一定要饮酒，就尽量少饮！

57. 乳腺癌与月经情况有关系吗？

乳腺癌与月经情况有关系。乳腺癌与月经情况有关系的主要原因可能是月经导致内源性激素水平的改变，乳腺细胞分裂次数随之改变。月经情况主要包括月经初潮年龄、月经周期特征和绝经年龄三个方面。

（1）初潮年龄：较早会增加乳腺癌的发病风险。统计发现，12岁之前较13岁之后初潮的女性发生乳腺癌的风险会高4倍。初潮年龄每推迟1年，患乳腺癌的风险就可以降低20%。据调查，目前中国女性初潮年龄存在着不断提前的趋势，门诊偶尔可以看到八九岁就来月经的小女孩。这个现象的出现，其原因是多方面的，但主要与小女孩过于肥胖、经常进食高脂高热量快餐相关。在此，提醒广大父母用科学健康的方式关心爱护自己的孩子。

（2）月经周期特征：主要是指月经周期的长短，月经周期一般在25～35天。月经周期过短，月经次数会显著增加，导致乳腺癌的发病风险增高。同时，月经周期过短往往伴随着其他妇科疾病，建议到妇科进行相关检查。而月经周期长虽然会在一定程度上降低乳腺癌的发病危险性，但月经周期过长也常常伴随妇科疾病，需要进行相关检查。

（3）绝经年龄：绝经年龄越小，发生乳腺癌的危险性越低。45岁之前绝经比55岁以后绝经者患乳腺癌的风险低50%。绝经年龄平均每推迟1年，乳腺癌的发病风险约增高3%。

58. 乳腺癌与生育状况有关系吗？

乳腺癌与生育状况有关系。初产年龄大（>30岁）、不生育或生育不哺乳都是发生乳腺癌的危险因素。初次活胎足月生育年龄越小，发生乳腺癌的风险越低。生育次数越多，乳腺癌的发病风险越低。此外，两次生育之间的时间间隔越短，乳腺癌的发病风险越低，这可能是反复妊娠能使乳腺导管细胞获得更好的分化，从而减少了癌变的风险。

女性在30岁之前生产，对妈妈和孩子的健康都有好处，女性适龄生育及哺乳，能降低乳腺癌的发病危险性，同时在平时做好乳房的保健与自查，发现问题尽早去医院进行检查。

59. 乳房疼痛是得乳腺癌了吗？

乳房疼痛是乳腺外科门诊中最常见的症状。乳房疼痛不一定是由乳腺癌引起的，多数是由乳腺增生或乳腺感染性疾病引起，极少数是乳腺肿瘤引起，而乳腺癌最主要的症状也不是乳房疼痛。乳腺癌与乳房疼痛之间没有明确的联系。乳房疼痛是否由乳腺癌引起，需要通过明确的检查确诊。

乳腺增生引起的疼痛，多数表现为胀痛或针刺样痛、痛点不是很明确、疼痛可轻可重、可牵涉至肩部及背部，多在经前期明显，经后期会有不同程度的缓解，也有少部分表现为持续性疼痛。乳腺增生本身和乳腺癌没有明确关系。如果确定是乳腺增生引起的疼痛并且疼痛确实明显影响日常的工作和生活，可以在医生的指导下服用一些治疗增生的药物帮助缓解症状。

乳房出现突然、持续、剧烈疼痛，伴有触痛，有时乳房局部发热、红肿甚至脓肿，还可能会伴有寒战、高热等症状，则可能是乳腺感染性疾病，如乳腺炎或乳腺囊肿等。此时应及时就医，在医生的指导下进行治疗及服用药物。

除了乳腺增生及乳腺感染性疾病外，某些乳腺肿瘤也可能会引起乳房疼痛。良性肿瘤中最常见的是乳腺纤维腺瘤，多数见于青春期女性，在触诊时肿瘤圆滚滚的像个橡皮球来回滚动，国外学者甚至将其戏称为"乳腺老鼠",指其在查体的手指下蹿动。纤维腺瘤有一部分也会出现疼痛,尤其是在按压时。此外,个别乳腺恶性肿瘤病人有时也感觉到疼痛,这往往是肿瘤生长过快造成的,疼痛为针刺样,不是很剧烈。但乳腺癌疼痛的情况非常少见,绝大多数病人无疼痛感,仅感觉到肿块。可见,乳腺疼痛和患乳腺癌没有直接关系,甚至良性乳腺肿块病人,其出现疼痛症状的可能性更大。但是女性朋友也不能就此推论乳腺疼痛不需要就医,因为有一部分疼痛是由乳腺感染性疾病、乳腺癌等引起的。应采取科学的就医态度,不必过分紧张,也不能讳疾忌医,才能健康生活。

60. 避孕药对乳腺癌有什么影响?

避孕药种类繁多,成分各异,因此对乳腺的影响各不相同。避孕药主要成分为雌激素和孕激素,对乳腺会产生影响,但影响大小与服用剂量和时间有关。长期大量服用避孕药肯定会增加乳腺癌的发病风险。如果仅仅是偶尔服用,一般认为服用频率平均少于1周1次,对乳腺的影响可以忽略。建议病人在医生的指导下用药,有任何不适及时就医检查。已经罹患乳腺癌的病人不推荐使用避孕药,避免肿瘤进一步发展或肿瘤转移。

61. 哪种口服避孕药不会增加乳腺癌的发病风险?

口服避孕药种类繁多,各种口服避孕药与乳腺癌发病风险之间的关系难以通过临床研究得到证实。但需要明确指出两点:第一,能不用避孕药,就尽量不用,可选用其他避孕方式。第二,如需使用避孕药,则应在医生的指导下,恰当选择避孕药的种类。

62. 生育后的哺乳时间与乳腺癌有什么关系？

哺乳能够降低乳腺癌的发病风险，建议条件允许者产后母乳喂养12 个月左右。

在日本曾经出现过一个很有意思的现象：日本某地区的产妇有用一侧乳房哺乳的习俗。之后的调查显示，哺乳侧的乳腺恶性肿瘤发生率显著低于未哺乳侧。

那么，是不是哺乳时间越长越好呢？曾有报道，累计母乳喂养7 年或更长时间的妇女，其乳腺癌的发病风险至少降低 50%。每增加12 个月的母乳喂养时间，其乳腺癌总体发病风险降低 4%。但目前没有明确研究证明哺乳时间越长，患乳腺癌风险越低，建议产后母乳喂养 12 个月左右。

63. 生孩子越多越不容易患乳腺癌吗？

初次足月妊娠年龄小、生育次数多、生育间隔短、哺乳时间长确实有利于降低乳腺癌的发病风险。但是，乳腺癌相关的危险因素很多，不要因为生育次数多、哺乳时间长就掉以轻心，还要注意其他相关危险因素。

64. 医院放射科的工作会增加乳腺癌患病风险吗？

放射线产生的电离辐射确实对人体健康不利，我们应该远离辐射。但是，在放射科工作并不意味着会大量接触电离辐射。医院的放射科是放射线比较集中的地方。为了保护医务工作者，每家医院的放射科都采取了相应的防护措施，包括铅板隔离、穿防护服等。而且放射科工作人员每年有额外的带薪假期，使员工得到有效的休息、放射科的工作人员在严格遵守安全操作规程，采取必要防护措施的情况下，其工作本身与乳腺癌发病危险性没有直接关系。但也应在每年进行健康检查，及时发现和处理任何可能存在的健康问题。

65. 哪些工作会为乳腺癌埋下隐患？

面对同样的工作，不同的人有不同的工作方法，也会有不同的工作状态，因此不能说哪项工作本身会增加乳腺癌的发病风险。如果真的如此，那么这项工作也就无人从事了。

即使是与放射线相关的工作，在防护得当的前提下，其与增加乳腺癌的发病风险的关系也不大。但总体来讲，过于紧张、劳累、压抑的工作会增加乳腺癌的发病风险。有些时候，我们无法选择工作，但是可以选择对待这份工作的心情。因此，大家不要过度关注工作本身对乳腺癌发病风险的影响，应更多地关注自己的工作态度。

如果你的工作确实不得不接触大量放射线、有毒化学物质等，那么，在防护不到位的情况下，这样的工作确实会增加你各项肿瘤的发病风险，故一定要遵守工作相关的防护规定，加强防护。

66. 乳腺良性疾病出现哪些症状就要警惕乳腺癌了？

能够增加乳腺癌发病风险的乳腺良性疾病其临床表现各式各样，主要有乳腺肿物、乳头溢液（尤其是暗红色或酱油样溢液）、影像学检查异常等。因此，充分关注自己乳腺的任何改变非常重要，一旦出现任何异常都要积极寻求乳腺专科医生的帮助。

67. 怎样才能知道乳腺癌的发病风险？

与乳腺癌发病风险相关的因素众多，主要研究方法是：通过科学研究确定与某一特定人群高度相关的乳腺癌发病高危因素，以及这些高危因素之间相互影响程度的大小。国外乳腺癌发病风险评估工作起步较早，有较成熟的 Gail 模型用于实际操作。鉴于人种、地域、环境等因素的不同，我国北京协和医院等也研发了自己的乳腺癌发病高危模型，目前正在试运行阶段，可用于评估乳腺癌发病风险、制订定期检查计划。

68. 什么是淋巴系统？

淋巴系统是人体内重要的防御功能系统，是一种类似血液循环系统的网状液体系统。该系统由淋巴管道、淋巴器官、淋巴组织组成。

（1）淋巴管道：包括毛细淋巴管、淋巴管、淋巴干和淋巴导管，类似于血管是血液流动的通道，而淋巴管道是淋巴液流动的通道。淋巴液比血浆清，水分较多，能从微血管壁渗入组织空间。

（2）淋巴器官：包括淋巴结、脾、胸腺和腭扁桃体等，脾是最大的淋巴器官，脾能过滤血液，除去衰老的红细胞，平时作为一个血库储备多余的血液。

（3）淋巴组织：为含有大量淋巴细胞的网状组织。

69. 人体都有哪些淋巴管道？

根据淋巴管道的结构和功能特点，可分为毛细淋巴管、淋巴管、淋巴干和淋巴导管。

（1）毛细淋巴管：是淋巴管道的起始部分，以膨大的盲端起始于组织间隙，收集多余的液体。其管壁由单层内皮细胞构成，内皮细胞间的间隙较大，无基膜和外周细胞，由纤维细丝牵拉，多成叠瓦状连接，使毛细淋巴管处于扩张状态。因此，毛细淋巴管壁的通透性较大，一些不易透过毛细血管的大分子物质，如蛋白质、细菌、异物、癌细胞等较易进入毛细淋巴管。毛细淋巴管分布广泛，除上皮、角膜、晶状体、牙釉质、软骨、大脑、脊髓和骨髓等处无毛细淋巴管外，身体其余部分均有分布。

（2）淋巴管：由毛细淋巴管汇合而成，管壁较薄，内面有丰富的瓣膜，可分为浅、深淋巴管两组。浅淋巴管位于浅筋膜内，与浅静脉伴行。深淋巴管位于深筋膜深面，多与深部的血管、神经等伴行。

（3）淋巴干：由淋巴管汇合而成。全身各部的浅、深淋巴管汇合成9条淋巴干，包括收集头颈部淋巴的左、右颈干，收集上肢淋巴的左、右锁骨下干，收集胸部淋巴的左、右支气管纵隔干，收集下肢、盆部及腹部成对脏器淋巴的左、右腰干，收集腹部不成对脏器淋巴的肠干。

（4）淋巴导管：9条淋巴干汇集成两条淋巴导管，即胸导管和右淋巴导管，分别注入左、右静脉角，是淋巴系统的终末部分。

70. 什么是淋巴结？

淋巴结是圆形或椭圆形、大小不等的小体，一侧凸隆，另一侧凹陷，凹陷中央处为淋巴结门。与淋巴结凸侧相连的淋巴管称为输入淋巴管，数目较多；与淋巴结门相连接的淋巴管称为输出淋巴管。淋巴结数目较多，一般沿血管周围分布，成群存在于较隐蔽的部位和胸腔、腹腔大血管附近。

71. 淋巴结有什么作用?

淋巴结的主要功能是滤过淋巴、产生淋巴细胞和参与免疫反应。当病原体侵入人体发生感染时,细菌、毒素等异物可随淋巴经淋巴管扩散到附近的淋巴结。局部淋巴结具有阻截和清除细菌或毒素等异物的作用,能够阻止病变蔓延和扩散。此时淋巴结内细胞迅速增殖,功能旺盛,体积增大,表现为淋巴结肿大疼痛。在喉咙发炎时,可能在颏下摸到肿大的淋巴结,炎症消失后肿大的淋巴结也会随之缩小。了解局部淋巴结的位置、收集范围和引流去向,对临床诊断和治疗有一定意义。

72. 身体有哪些主要的淋巴结?

全身各部的主要淋巴结如下。

(1)头颈部淋巴结:下颌下淋巴结、颈外侧浅淋巴结、颈外侧深淋巴结。

(2)上肢淋巴结:腋淋巴结。

(3)胸部淋巴结:支气管肺淋巴结、气管支气管淋巴结、气管旁淋巴结。

(4)下肢淋巴结:腹股沟浅淋巴结、腹股沟深淋巴结。

(5)盆部淋巴结:髂外淋巴结、髂内淋巴结、髂总淋巴结。

(6)腹部淋巴结:腰淋巴结、腹腔淋巴结、肠系膜上淋巴结、肠系膜下淋巴结。

沿着毛细淋巴管有100多个淋巴结或淋巴腺分布,身体的颈部、腹股沟和腋窝处特别密集。每个淋巴结里有一连串纤维质的瓣膜,淋巴液就从此流过,滤出微生物和毒素,并加以消灭,以阻止感染蔓延。

73. 淋巴系统有什么功能？

淋巴系统是人体的重要防卫系统，它与心血管系统密切相关。淋巴系统能制造白细胞和抗体、滤出病原体、参与免疫反应，对于液体和养分在体内的分配也起重要作用。淋巴系统没有一个像心脏那样的泵来压送淋巴液。新的组织液将流入细胞间空隙中的液体挤入淋巴管。动脉的搏动和肌肉的收缩也对淋巴液施加回流的压力。呼吸运动则在胸导管内造成负压，使淋巴液回流血液中。人受伤以后组织肿胀，要依靠淋巴系统来排出积聚的液体，恢复正常的液体循环。

74. 有淋巴结转移意味着什么？

众所周知，肿瘤分为良性和恶性。恶性肿瘤的两大特点是无限增殖和侵袭、转移。恶性肿瘤的细胞顺着体内的淋巴管转移到淋巴结并且定植下来，称为淋巴结转移。有研究提示，这种淋巴结转移一开始只是少量的肿瘤细胞（数千到数万个细胞）发生的微转移，病灶常小于 2mm，重量仅为微克（µg）级别。这时如果人体的免疫力比较好，可以通过调动细胞免疫和体液免疫等防御功能消灭掉这些肿瘤细胞，淋巴结的微转移病灶就被清除了。所以，癌症病人保持良好的心态和乐观的情绪是非常重要的，因为心态和情绪会直接影响机体的免疫力。但是如果肿瘤细胞通过多种方式（如变异机制）逃过了机体的免疫防御，那么微转移的病灶就会逐渐增大，超过 2mm 时肿瘤细胞即分裂增殖至 100 万个左右，重量就达到毫克（mg）级别了。如果肿瘤进一步发展，细胞继续分裂，能触诊到 2~3cm 大小的融合成团的大淋巴结时，肿瘤细胞常已增殖至数亿个，重量也已经达到克（g）级别了。因此，乳腺癌病人有淋巴结转移意味着肿瘤细胞不仅仅局限于乳腺内，而是已经出现在身体的其他部位了，临床分期可能处于乳腺癌Ⅱ～Ⅳ期，说明病情进一步发展了。此时需要根据淋巴结转移的情况适当调整治疗方案。

75. 医生怎样评估乳腺癌病人是否出现淋巴结转移？

对任何一位乳腺癌病人，临床医生会从查体、影像学检查（如彩超、乳腺钼靶 X 线摄影、MRI、PET 等）、病理检查三个层面，去评估病人的乳腺肿块。

（1）查体：如果查体能触及腋窝淋巴结、锁骨下淋巴结、锁骨上淋巴结肿大，并且这种特殊的肿大是无痛性、质地硬、相互融合、不易推动的，则可疑为乳腺癌淋巴结转移，并可根据 TNM 分期中的 N 分期方法给出对应的分期。

（2）影像学检查：一般包括彩超和乳腺钼靶 X 线摄影，这两个检查可以帮助医生在手术前对肿瘤的良恶性有一个初步的判断，必要时还可以进行乳腺磁共振成像及全身 PET 检查（不作为常规检查项目）。如果影像学检查提示淋巴结形态呈圆形或椭圆形或形态不规则、皮髓质分界不清晰、血流丰富甚至紊乱或可见粗大的动脉穿支，则多提示有淋巴结转移。影像学检查如果仅仅看到淋巴结，但形态规则、皮髓质分界清晰、无血流或周边少量血流，则可能无转移。其中，彩超对淋巴结转移的特异性较高，对诊断是否有淋巴结转移有一定帮助。

（3）病理检查：是指病理科医生对手术切除的标本，包括单个淋巴结活检或整体廓清的腋窝淋巴脂肪组织，进行取材、包埋、切片、染色及显微镜观察等多个步骤操作后的评估，是乳腺癌是否有淋巴结转移的最准确诊断，还可根据 pN 分期给出相应的病理分期。

临床就是通过以上三个方面来判断淋巴结转移的情况的。

76. 怎样才能清除乳腺癌病人转移的淋巴结？

对于乳腺癌病人，清除腋窝转移淋巴结的手术方式主要包括：腋窝淋巴结廓清术（即通常提到的腋窝淋巴结清扫术）、前哨淋巴结活检术、腋窝肿大淋巴结选择性切除活检术等。每种手术方式都有其特定的手术流程和切除范围，能够最大程度确保将有可能转移的腋窝淋巴结全部清除干净。一般认为，只要做了腋窝淋巴结廓清术，在腋窝三角内可能有转移的淋巴结就已经被清除干净了。但是有一些病人可能精神过度紧张，接受了标准治疗后总是怀疑自己的病灶没有被完全切除、腋窝淋巴结没有被清除干净，而临床检查和影像学检查都提示病人没有腋窝淋巴结转移复发征象，建议这部分病人接受恰当的心理辅导。

对于其他部位可能有转移的淋巴结，如锁骨上淋巴结和内乳淋巴结，手术切除创伤较大，故可以通过局部放疗解决，同样可以达到比较满意的疗效。

 77. 前哨淋巴结是什么？

乳腺内有丰富的乳腺网管，淋巴结就是这个网络中的一个个节点。乳房组织内的淋巴液约75%流向同侧腋窝方向，中途会经过一站站的淋巴结，前哨淋巴结就是乳腺癌病人淋巴液流经肿瘤后首先引流到的第一站淋巴结，可以是一个或少数几个淋巴结，是乳腺癌最先发生转移的淋巴结。从理论上来讲，如果病人的前哨淋巴结没有转移，那么腋窝淋巴引流区的其他淋巴结也不会出现转移。通过乳腺癌的前哨淋巴结活检来判断腋窝淋巴结有没有转移，是近几年来乳腺肿瘤外科研究的热点。

78. 前哨淋巴结活检有什么意义?

通过前哨淋巴结活检可以了解腋窝淋巴结有没有转移,从而确定肿瘤分期、估计预后、制订综合治疗方案。可以利用一些特殊的技术方法,如连续切片和免疫组化检测前哨淋巴结的微转移,即小于 2mm 的转移灶。对于前哨淋巴结未转移的病人不必行全麻下腋窝淋巴结廓清术,避免了一部分病人因腋窝解剖结构破坏而导致的上肢淋巴水肿,缩小了手术范围,减少了手术创伤,提高了生活质量。

79. 有哪些前哨淋巴结的定位方法?

前哨淋巴结的定位方法包括:①术前注射蓝色染料,术中通过蓝染的程度来识别前哨淋巴结。②术前在肿瘤周围注射放射性核素,术中利用探测器探测放射性的高低来识别前哨淋巴结。③联合应用上述两种方法,既根据放射性的高低,又根据蓝染的程度来识别前哨淋巴结。

80. 乳腺癌前哨淋巴结活检能够替代腋窝淋巴结廓清术吗?

虽然主张进行前哨淋巴结活检的学者认为该活检是乳腺癌外科治疗的一次革命,但应注意前哨淋巴结活检只适用于单发病灶的 T_1 与 T_2 期且未触及腋窝肿大淋巴结的病人。如果肿块过大,或是有多个病灶,以及术前查体或彩超等影像学检查发现有高度可疑的转移淋巴结等情况,都不宜采用前哨淋巴结活检。而且对适用于该手术的病人而言,前哨淋巴结活检仍存在一定的假阴性率,也就是当前哨淋巴结活检没有发现转移灶时,如果接受腋窝淋巴结廓清术,仍然有一小部分

（约5%）病人能够找到转移的淋巴结，因此在上述情况下，前哨淋巴结活检并不能完全替代腋窝淋巴结廓清术。

81. 既然乳腺癌有淋巴结转移，那么其他部位有没有转移？

这个问题没有明确的答案，这是因为关于乳腺癌的发病机制一直存在两种学术观点：一种观点认为乳腺癌一开始就是全身性疾病，另一种观点认为乳腺癌一开始是局部疾病，进展到一定程度时才发展为全身性疾病。两种学术观点一直争论不休，按照前一种学术观点，无论腋窝淋巴结是否出现转移，其他部位都有可能出现转移。按照后一种学术观点，即使腋窝淋巴结出现转移了，其他部位也可能并没有出现转移。但是，有淋巴结转移的乳腺癌病人，可以进行相关检查以排除其他部位转移。

目前临床上乳腺癌手术治疗常规包括清除乳腺部位病灶并进行腋窝淋巴结清扫，术后病理检查能够给出腋窝淋巴结是否转移的准确信息。至于其他部位是否出现转移，临床上不是根据腋窝淋巴结转移情况进行判断的，目前主要是根据影像学检查结果判断其他部位有没有发生转移，如采用彩超检查判断对侧乳腺，锁骨区淋巴结，腹部肝、胆、胰、脾、双肾，以及子宫+双侧卵巢是否存在转移，采用胸部正侧位 X 线片判断肺部是否存在转移，采用骨扫描判断是否存在骨转移（尤其是胸骨、肋骨、椎骨等）。当以上影像学检查不能明确其他部位的转移情况时，可以辅助采用 CT、MRI 和 PET 检查。

82. 乳腺癌是怎样远处转移的？

肿瘤可以通过淋巴系统进行远处转移，也可以通过血液系统进行远处转移。肿瘤会不会转移、什么时候转移不仅仅与肿瘤病情进展程度有关，也取决于肿瘤本身的特性。在临床上，乳腺癌最常见的血行转移部位依次为骨、肺、肝等，其次是胸膜、脑、肾上腺等，通过影像学检查能确定这些部位是否出现转移。常见的淋巴转移顺序为前哨淋巴结、同侧腋窝淋巴结、锁骨下淋巴结及锁骨上淋巴结，可以通过查体、影像学检查及病理检查三个层面，评估病人是否发生淋巴转移。

83. 乳腺癌远处转移有哪些常见部位和临床表现？

（1）骨转移：乳腺癌的骨转移以胸椎、腰椎和盆骨最常见，其次为肋骨、股骨等，骨转移病灶多为溶骨性改变，成骨性改变少见。发生椎骨转移时，肿瘤本身或其造成的压缩性骨折可压迫脊髓引起截瘫。发生长骨转移时，可引起病理性骨折。骨转移临床上主要表现为病变部位持续疼痛。

（2）肺转移：乳腺癌细胞通过静脉血进入肺内，在肺毛细血管内停留、生长、形成转移灶，当肿瘤侵及肺组织的淋巴管和肺静脉时，可引起肺淋巴组织的转移。肺转移临床表现有咳嗽、气短、发绀。

（3）肝转移：乳腺癌的肝转移早期症状不明显，少数病人可有乏力、食欲缺乏等表现，易误诊。晚期可出现肝区疼痛。CT 检查及超声检查有助于早期发现肝转移，化疗及激素治疗效果不理想、预后差。

（4）胸膜转移：乳腺癌肺部转移可引起胸膜转移，单纯胸膜转移者少见，病人临床表现为胸痛、胸腔积液，胸腔穿刺液为血性。有时可找到癌细胞。治疗可用全身化疗，也可加胸腔注射药物化疗。

（5）脑转移：乳腺癌脑转移，病人有头痛、恶心、呕吐，以及肢体感觉及运动障碍等中枢神经系统的表现，头颅 CT、MRI 是常规检查方法，有助于发现病灶，治疗可用头部放疗、脱水药、激素等缓解症状，并可适当加用替莫唑胺等能透过血脑屏障的化疗药物，但疗效不佳。

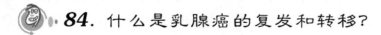

84. 什么是乳腺癌的复发和转移？

广义的复发包括局部复发和远处转移。乳腺癌改良根治术后病人，当胸壁再次出现结节，手术活检证实为乳腺癌时，全身检查却没有发现其他异常，这时称病人出现局部复发。对于保乳乳腺癌病人，当患侧乳腺再次出现结节，手术活检证实为乳腺癌，并证实不是新发的乳腺癌时，也称为局部复发。当影像学检查发现有骨转移、肺转移、肝转移及脑转移等情况时，称为远处转移。

85. 乳腺癌发生复发、转移是否代表救不了了？

部分病人出现局部复发或远处转移后，感到十分绝望，其实完全没有必要。出现问题后，还可以采取多种治疗措施控制疾病，比如化疗、放疗、内分泌治疗、生物治疗等。经过正规、恰当的治疗后，很多病人可以达到临床治愈，长期生存。

86. 应该怎样面对乳腺癌复发、转移？

不良情绪可能对健康产生非常不好的影响，吃不好、睡不好、精神状态不好会导致抵抗力下降，不利于疾病的预后。建议乳腺癌复发的病人，不要绝望，要积极配合医生的治疗，尊重并相信医生，增加抗癌的信心，坚持不懈，战胜癌症。在生活中，家属朋友也应该尽量提供帮助，情感上为病人分忧、打气，与病人共渡难关。以良好的心态度过这个时期，可能会得到意想不到的效果。

87. 乳腺癌复发、转移后的治疗和手术后的治疗一样吗？

乳腺癌病人复发、转移后通常需要采取综合治疗手段，包括化疗、放疗、内分泌治疗、介入治疗、靶向治疗等，符合二次手术条件的病人，可以选择再次手术切除。手术后的治疗属于辅助治疗，而复发、转移后的治疗属于解救治疗。比如，同样采取化疗，化疗的药物是不一样的，是医生根据病人的病情、治疗经过及年龄等各种因素而选择的化疗药物。同样采取放疗，射线的种类、剂量和照射的部位是有区别的。因此，即使出现复发、转移也不要过于担心，还有很多措施可以对付复发转移的癌细胞。

88. 乳腺癌复发、转移以后还有治愈的机会吗？

乳腺癌出现复发、转移以后，完全有临床治愈的机会。如复发病灶较近且局限，经手术切除，并配合术后放疗、化疗，病灶消失，即可达到临床治愈。如骨转移病人经过化疗、磷酸盐类药物治疗后，骨转移灶完全消失，即达到临床治愈。如肝转移病人，通过化疗、介入治疗、内分泌治疗及生物治疗等，病灶消失，即达到临床治愈。临床治愈是肿瘤病人治疗的目标，达到临床治愈即意味着病人可以长时间生存。

89. 乳腺癌复发、转移后还能生存多久？

乳腺癌出现复发、转移后，病人可能非常担心"自己活不了多久了"，都会反反复复地问"我还能活多久"这个问题。其实，这个问题医生没有办法给出准确的回答，因为生存多长时间是一个概率的问题，有很大的个体差异，具体到每个病人没有办法具体计算。根据文献报道，出现局部复发的病人 5 年生存率为 80%～90%，出现远处转移的病人 5 年生存率约为 50%。因此，建议出现复发、转移后不要沉溺于悲观的情绪中，这样更不利于对抗癌症，应该积极配合医生开展治疗，用积极的心态战胜病魔。

四

乳腺癌的治疗

90. 治疗乳腺癌一定需要手术吗？

乳腺癌病人如果没有非常明显的手术禁忌，通常是要进行手术治疗的。乳腺癌晚期病人出现全身扩散，这时手术的意义就不大了，多采取放疗、化疗、靶向治疗等综合治疗方式，能够延长病人生存周期，提高病人生存质量。另外，通过临床医生的触诊、超声及乳腺钼靶X线摄影（甚至磁共振成像）等影像学检查，只能够初步判断乳腺肿物的性质。乳腺肿物的性质最终要依赖病理检查，即在显微镜下观察手术切除组织的细胞形态来判断肿物性质。因此，手术在发挥治疗作用的同时，对于判断乳腺肿物的性质也十分关键。如果通过穿刺活检已经确诊为乳腺癌，那么更应该尽早接受手术。

91. 乳腺癌都有哪些手术方式？

乳腺癌主要有5种手术方式：改良根治术、保乳改良根治术（也称局部扩大切除术+腋窝淋巴结廓清术）、改良根治术+Ⅰ期再造术、乳房单纯切除术+前哨淋巴结活检术、局部扩大切除术。

（1）改良根治术：是在20世纪60年代随着人们对疾病认识的不断变化出现的，之前还存在过根治术及扩大根治术等手术方式。改良根治术的切除范围包括患侧乳房及腋窝淋巴结组织，手术范围相对较大，切除的彻底性较好，且经过了长时间的经验积累和验证。但由于切除了乳房及腋窝淋巴结组织，造成患侧外形不佳，也可能会带来一些并发症，比如患侧神经损伤、患侧淋巴水肿等。

（2）保乳改良根治术：是在切除乳腺恶性肿瘤后，再扩大切除肿瘤周围部分正常乳腺组织进行病理检查，如果病理切缘阴性，则认为乳腺恶性病灶处理完成，同时腋窝也需要进行清扫。由于该术式保留患侧部分乳腺组织，术后必须进行放疗，且局部复发率较改良根治术稍高，但是其腋窝并发症与改良根治术相同。大量研究资料表明，保乳改良根治术后病人一旦出现局部复发，再进行乳房全切术，远期寿命和直接进行改良根治术的病人没有显著差别。那么保乳的条件是什么呢？目前一般的看法是病人有保留乳房的强烈意愿，肿瘤不太大，肿瘤距乳晕不太近，剩余组织能够保持乳房的外形，术中扩大切除后切缘病理阴性。保乳手术的禁忌证：肿瘤过大或距离乳晕太近，多中心病灶或范围弥散的病灶，术中扩大切除切缘阳性，存在放疗禁忌证（如乳腺区域既往有放疗史，患有胶原血管性疾病者）或不能保证可进行有效、充分的放疗（如妊娠期乳腺癌）。

（3）改良根治术+Ⅰ期再造术：是指在进行改良根治术后，运用自体肌皮瓣及假体等整形外科手段，对患侧进行乳房再造。对外形要求强烈、但不具备保乳条件的病人，可以选择此类手术。与之相对应的风险包括皮瓣坏死、假体包膜挛缩，以及再造外形不满意等整形外科风险。

（4）乳房单纯切除术+前哨淋巴结活检术：是指病人在临床腋窝淋巴结阴性，并且腋窝淋巴结转移可能性较小的情况下，在乳房切除的同时，利用示踪技术找到患侧腋窝的前哨淋巴结进行病理检查，若病理提示没有转移，则不再进行腋窝淋巴结廓清术。前哨淋巴结活检并发症的发生率较腋窝淋巴结清扫术低，但各种原因导致的假阴性率问题依然存在，使得一些本应进行腋窝淋巴结廓清术的病人被遗漏。

（5）局部扩大切除术：是指切除肿瘤及其周围的部分正常组织，不再进行乳房全切术及腋窝淋巴结廓清术。由于各种原因无法耐受更大范围手术的病人，可选择此类手术。局部扩大切除术大部分在局麻下就可以完成，麻醉及手术风险小，但彻底性稍差，出现局部复发、转移的概率较高，主要适合高龄、基础疾病较重等手术耐性较差的病人。

92. 乳腺癌不同的手术方式术后发生复发、转移的风险一样吗？

不同的手术方式，其术后复发、转移的风险肯定不相同。手术方式的选择受病人年龄、身体状况、病情、职业及对外形的要求等多种因素影响，如 80 岁的老年人和 20 岁的舞蹈演员在选择手术方式上肯定存在差异。大家要根据自己的实际情况及专业医生的评估及建议综合考虑，选择最优的手术方式。

93. 符合哪些条件才适合做保乳手术？

随着病人对生活质量的重视程度越来越高，病人对乳腺癌保乳手术也有了越来越多的需求，那么需要满足什么条件才适合进行保乳手术呢？首先，病人要有保乳的愿望。其次，乳腺肿瘤应为单发肿瘤，大小小于 3cm，且肿瘤和乳房的大小比值适中，最好在 1/6 ~ 1/4，如果比值较小，肿瘤大于 3cm 仍可进行保乳手术，但治疗效果及治疗过程是否顺利都无法保证。肿瘤位置应距离乳头 2cm 以上，其中位于外上或外下象限者更为安全。最后，就诊医院也需要具备相应的技术条件，能够完成保乳手术及术后放疗等综合治疗，能够保障手术效果。需要注意的是，以上条件只是保乳手术的一般要求，具体是否适合进行保乳手术，还需主治医生根据病人的具体情况进行评估和判断。

94. 乳腺癌病人进行保乳手术后一定要放疗吗？

乳腺癌保乳治疗并不是简单地进行乳房局部切除手术，而是一套完整、科学的治疗模式。乳腺癌保乳治疗主要包括两个部分：标准化的保乳手术治疗及术后放疗。术后是否需要放疗需要医生综合考虑肿瘤的大小、肿瘤的类型（病理类型），以及复发的风险。对于绝大多数乳腺癌保乳病人来说，术后均需要放疗，因为单纯乳腺癌保乳手术切除范围相对较小，术后局部复发的风险较高，可达30%左右。术后放疗可将局部复发风险降低至7%～10%，这与切除乳房手术约5%的局部复发率接近。因此，病人手术后一定要听取医生的建议，接受适合自己的治疗。

95. 年龄很大的乳腺癌病人还需要做手术吗？

年龄很大的乳腺癌病人是否需要手术取决于病人自身情况，不能一概而论，如果老年人只是年龄大，但是乳腺癌处于早期，且身体条件能够接受手术，那么可以进行手术治疗。目前对于高龄的病人，主要采取相对温和的手术方式，即局麻下行乳腺肿物局部扩大切除术，病人耐受性很好，即使是合并严重的心脏病和高血压，甚至安装了心脏起搏器，做过心脏支架手术，也能顺利完成治疗。但是如果病人乳腺癌已经处于晚期，或者病人身体非常虚弱，无法承受手术对身体的损伤的话，那么不建议进行手术治疗，可以选择其他治疗方式延长生存周期，提高生存质量。具体情况还需要病人与专科医生根据病人的实际情况沟通后决定。

96. 在围手术期什么时间洗澡比较合适？

手术前一晚需要洗澡。手术后、伤口拆线前不可以洗澡，身体其他部位可以用温热毛巾擦拭。伤口拆线后（一般术后 2 周左右）可以洗澡（淋浴为佳，尽量避免泡浴），但手术伤口不可直接接触水流，不可用力按摩及搓洗伤口，洗澡后需要用干净、柔软的棉布将伤口上的水珠蘸干。另外，洗澡时谨防着凉、感冒。

97. 冰冻病理报告和石蜡病理报告都有什么

作用？

术中进行肿物切除活检后，会给出一个冰冻病理报告，冰冻病理报告能够对肿瘤性质进行快速的判断，告诉我们肿瘤是不是恶性的，以便决定是否需要马上进行下一步的手术治疗。冰冻病理报告的一个重要特点就是"快"，至于肿瘤的许多其他具体信息，从冰冻病理检查中无法得到，需要术后 1 周左右的时间进行石蜡包埋、组织切片、免疫组织化学染色等步骤后，在显微镜下观察，得到最后的结论，这一结论将反映在石蜡病理报告中。石蜡病理报告包含肿瘤的大小、分化程度、增殖指数、腋窝淋巴结转移状况，以及涉及肿瘤特性的雌激素、孕激素受体状态、HER-2 受体状态等信息，是指导医生进行病情评估、后续治疗及预后判断的依据。

98. 骨扫描检查的放射性伤害大吗？

因为骨扫描检查需要静脉注射一定量的放射性同位素药物，有些病人会觉得放射线就这样进入自己的身体了，非常担心放射性伤害。这种担心是多余的，静脉注射的同位素药物的代谢是非常快的，可以通过尿液排出体外，不会对身体造成损伤，做完检查后多喝水也可以加速药物的排出，不必担心。骨扫描检查具有一定放射性，但对人体来讲是微量的，定期检查所接受的放射线剂量不会引起身体损伤。如果因为病情需要，必须 2~3 个月接受 1 次骨扫描或者 CT 检查，也不要太担心，因为接收的总剂量仍旧很低，检查对病情准确判断的获益远高于放射性损伤风险。

99. 化疗真的对乳腺癌病人有好处吗？

毋庸置疑，化疗虽然难熬，但对乳腺癌病人肯定有好处。化疗是化学药物治疗的简称，通过使用化学药物直接破坏肿瘤细胞的结构或阻断细胞增殖过程中所需物质来杀伤肿瘤细胞，化疗对于杀伤那些没有经手术切除掉的肿瘤细胞、预防复发转移、增加手术尤其是保乳手术机会、延长生存期、改善生存质量等有非常重要的作用。当然，化疗药物在杀伤肿瘤细胞的同时，也会损伤正常细胞，这就引起了化疗的不良反应：损伤胃肠道细胞会出现恶心、呕吐和腹泻，损伤血液细胞会出现白细胞降低、免疫力降低甚至发热，损伤头发的毛囊细胞会造成脱发等。但总体来讲是"得大于失"。很多病人其实最关心的化疗不良反应是"是否会脱发"，这与使用的化疗药物密切相关，有的药物会引起脱发，有的则不会，关于这一点可以咨询你的临床医生。

100. 乳腺癌的化疗药物应该依据什么选择？

乳腺癌术后采用什么样的化疗药物和方案，用几个疗程，需要医生根据病人的实际情况，具体问题具体分析。医生会根据年龄、TNM 分期、肿瘤分化程度、增殖指数、雌孕激素受体状态、HER-2 受体状态等一系列指标，对病人的病情和预后进行综合的判断和评估，为每一位病人制订适合个人的最佳治疗方案。

101. 常见的化疗不良反应有哪些？

对某些病人来说，化疗是其治疗过程中的必需环节，不可避免会带来一些不良反应，主要的化疗不良反应包括乏力、恶心、呕吐、腹泻、骨髓抑制、毛发脱落、心脏毒性、肝脏毒性及生殖系统毒性等，化疗药物进入体内后，经过一定时间能够代谢排出。因此，绝大部分的不良反应都是暂时的，化疗停止后这些不良反应会渐渐消失。

102. 如何应对化疗副作用？

（1）恶心、呕吐：这是化疗最常见的胃肠道反应，可以服用镇吐药物、少食多餐、尽量吃容易消化的食物来缓解症状，要避免进食油腻食物，多食蔬菜、水果。另外，病人需要注意，化疗前不宜进食过饱，化疗前 2~3 小时不要进食，可以少量多次喝水。如果呕吐严重，必要时给予静脉营养。

（2）腹泻：对于腹泻，要注意水与电解质的平衡，必要时输液治疗，病人也要注意饮食调节，不宜进食粗粮、含油量高的坚果、含酒精或咖啡因的饮料、牛奶及奶制品。此外，还应少食多餐、饮食清淡、忌生冷辛辣食物。

（3）骨髓抑制：化疗引起的骨髓抑制主要表现为白细胞、中性粒细胞减少，导致身体抵抗力降低，容易感染，严重的会发生粒细胞缺乏性发热及感染。对此，要每周复查血常规，一旦出现白细胞、中性粒细胞严重减少或粒细胞缺乏性发热，应立即进行对症治疗，应用升白细胞药物并预防感染，病人平时也要注意保暖，避免感冒，化疗期间少去人多的场所，避免与带菌者接触。

（4）脱发：病人可通过戴帽子、头巾等保护头发，避免暴晒。爱美的女同胞不必担心，化疗结束后，很快还会长出一头秀发的。

（5）心、肝、生殖系统毒性：有基础病或有生育要求的女同胞，要和医生充分沟通，并在化疗期间进行严密监测。

总之，保持坚强的信念并采取科学的处理方法，会帮助病人顺利度过化疗这一关。

 103. 哪些乳腺癌病人需要放疗？

放疗是乳腺癌综合治疗的一部分，是乳腺癌局部治疗的一项极其重要的手段。放疗在乳腺癌治疗中主要针对以下几种情况。

（1）保乳手术后病人。放疗是乳腺癌保乳手术后综合治疗中不可缺少的部分，可以弥补手术范围的不足，直接影响乳房的美容效果和局部复发率。也就是说保乳病人必须做放疗。

（2）乳腺全切术后病人。能够有效降低局部复发率，并在一定程度上提高生存率。根据现有的临床数据及经验，对于符合以下条件之一的乳房全切病人行放疗：原发肿瘤直径≥5cm，胸肌筋膜受侵，腋窝淋巴结转移数≥4个或手术切缘阳性。照射范围包括胸壁、锁骨上、内乳淋巴结引流区。

（3）局部晚期乳腺癌病人。不能进行手术的情况下，放疗也许对控制局部病灶有帮助，谨遵医嘱。

（4）局部复发病人。放疗是重要的治疗措施之一。

（5）乳腺癌转移病人。姑息性放疗对于骨转移病人的镇痛，病理性骨折及脊髓压迫的预防，以及对脑转移病人降低颅内压等方面有较好的疗效，可以改善远处转移病人的生存质量，并延长病人的生存时间。

 104. 哪些乳腺癌病人不适合放疗？

妊娠期乳腺癌、曾经接受过胸部或纵隔放疗的乳腺癌病人，都不适合做放疗。患有某些特殊疾病的病人，如免疫系统疾病中的系统性红斑狼疮、硬皮病等，因为放疗后可能导致严重并发症，一般不适合做放疗。由于保乳手术后必须接受放疗，因此有以上不适合做放疗情况的病人，选择保乳手术时需要格外慎重。

105. 放疗和化疗的时间应该怎样选择？

放疗与化疗的时间配合有以下几种方式：首先化疗，随后放疗；首先放疗，随后化疗；放疗与化疗同时进行；化疗、放疗交替进行（呈"三明治"形式）。手术以后辅助化疗延迟可能会增加远处转移的发生率，而术后放疗的延迟可能导致局部控制率的下降。因此，辅助化疗和放疗的时间配合并不唯一。但根据目前已有的临床证据和经验，当手术切除完整，病人具有辅助化疗指征时，应首先做化疗，化疗结束后再做放疗，放疗开始时间最迟不宜超过术后半年。如果肿瘤有很高的远处转移风险，也应先做化疗。如果乳房切缘是阳性，病人拒绝再次手术，此时为了提高整体治疗效果，一般需要将放疗提到化疗之前。

106. 常见的乳腺癌放疗不良反应有哪些？

放疗后乳腺癌病人最常见的不良反应是乏力和皮肤放射性损伤，其他不良反应主要包括心血管放射性损伤、肺部放射性损伤、臂丛神经放射性损伤及上肢淋巴水肿等。

（1）皮肤放射性损伤：放疗期间，照射区皮肤因被射线影响会出现一定程度的放疗反应，其反应程度与照射剂量、照射面积、照射部位等因素有关。接受治疗的皮肤会出现发红、干燥、发痒、轻微红斑、毛发会有脱落，随着放疗的继续，症状会逐渐加重，如出现色素沉着、干性脱皮、红斑区皮肤疼痛等，部分病人会发展为皮肤褶皱处湿性脱皮。病人平时应避免摩擦等理化因素刺激照射区皮肤，当皮肤出现瘙痒时不要抓挠，出现脱皮或结痂时不要撕剥。

（2）心血管放射性损伤：放疗会使冠状动脉粥样硬化的发生年龄提前、严重程度增加。此外，蒽环类化疗药物联合放疗时，可降低心脏对放射的耐受性。也就是说，乳腺癌病人通过放疗获得的生存优势必须将心脏毒性控制在合理的范围内才能体现。随着放疗技术日益发展及放疗方案合理化增强，化疗带来的心脏毒性不断降低是完全可能的。目前正在发展的三维放疗技术使心脏接受的放射剂量逐渐降低。

（3）肺部放射性损伤：肺部并发症主要表现为放射性肺炎，但发生率较低。影响放射性肺炎的因素包括照射容积、总剂量、分次剂量。虽然放疗会影响肺功能，但肺功能的变化，尤其是通气功能的变化在一定程度上是可逆的，也就是说随着时间的延迟，肺功能可以逐渐恢复。

（4）臂丛神经放射性损伤：由于臂丛神经的位置与乳腺癌腋窝淋巴结引流区紧邻。因此，当锁骨上或腋窝后术野接受照射时，臂丛神经会受到不同程度剂量的照射。临床表现为同侧上臂及肩膀的疼痛、麻木、刺痛及上肢无力。这些症状可能在放疗结束后数月至数年才出现。此外，神经的损伤与照射剂量有关。

（5）上肢淋巴水肿：上肢淋巴水肿不仅与放疗有关，与手术也有很大的相关性。单纯腋窝淋巴结清扫术或单纯放疗，上肢淋巴水肿的发生率均在10%以下，但如果清扫腋窝淋巴结后做腋下照射，发生率会明显上升。因此，腋窝放疗需慎重。

107. 乳腺癌放疗必须连续做吗？中间间断对疗效有什么影响？

乳腺癌放疗应该连续做完，最好不要中断。中断放疗时间过长，肿瘤细胞会加速生长，可能降低放疗疗效。病人需要积极配合医生进

行相应的治疗，其间一定要有耐心、有信心地坚持治疗，以达到最好
的治疗效果。

108. 性激素受体阳性有什么意义？

雌激素、孕激素等性激素在乳腺发育、增生、萎缩等生理过程及
乳腺癌的演变阶段中均起到重要的作用。乳腺发生癌变后，一部分肿
瘤细胞能够依赖雌激素的刺激生长和增殖，乳腺癌细胞表面的雌激素
受体越多，肿瘤受雌激素或孕激素的影响就越大，医生通过调控雌激
素、孕激素，或者减少激素与受体相互作用的方式（即内分泌治疗）
治疗乳腺癌的效果就越好。

目前临床上常规检测雌激素受体（病理报告上的 ER）和孕激素
受体（病理报告上的 PR），指导临床治疗方案的选择。大约 70% 的乳
腺癌病人要么 ER 和 PR 都是阳性，要么两者中至少有一个为阳性，
这部分病人都可以进行内分泌治疗。内分泌治疗主要采用药物治疗，
如应用雌激素受体阻断药或者抑制雌激素生成的芳香化酶抑制药等。
ER 和/或 PR 阳性，不仅可以指导乳腺癌的内分泌治疗，而且在评价
临床疗效及判断预后等方面均具有重要的意义。总体来讲，在其他因
素相同情况下，ER 和/或 PR 阳性的病人，其预后优于 ER 和 PR 阴性
的病人。

109. 如果性激素受体阴性，乳腺癌病人还要

进行内分泌治疗吗？

在进行性激素受体检测时，如果被诊断为性激素受体阳性，表示
乳腺癌的发病与雌激素或孕激素依赖有关，通过内分泌治疗也就是通
过调控雌激素、孕激素，或者减少激素与受体相互作用的方式，病情
可得到有效的改善。如果激素受体阴性，表示肿瘤细胞不依赖雌激

素、孕激素，则无法通过内分泌疗法治疗乳腺癌。因此，根据激素受体状态，乳腺癌病人可以分为内分泌治疗有效和内分泌治疗无效两种类型。也就是说 ER 和/或 PR 阳性，内分泌治疗有效；而 ER 和 PR 均为阴性，则内分泌治疗无效。ER 和 PR 均为阴性的病人不需要进行内分泌治疗，而其中一个为阴性一个为阳性时，仍然可以接受内分泌治疗。

110. 服用乳腺癌内分泌治疗药物有哪些不良反应？应该如何应对？

不同内分泌治疗药物的不良反应不同，但总的来说，不良反应相对轻微，都是能够克服的。选择性雌激素受体阻断药，如他莫昔芬和托瑞米芬的不良反应主要是子宫内膜增厚。当增厚到一定程度时，可以考虑求助妇科医生进行治疗。芳香化酶抑制药，如来曲唑、阿那曲唑和依西美坦的主要不良反应是骨质疏松，建议服药的同时加强补钙。除以上不良反应外，其他不良反应较为少见且对病人影响较小，如胃肠道反应、面色潮红、体重增加、骨关节疼痛等。总之，在服药过程中出现任何不适请及时与医生进行沟通。

111. 他莫昔芬、托瑞米芬对妊娠有影响吗？

他莫昔芬、托瑞米芬常用于雌激素、孕激素受体阳性的绝经前（也就是有生育能力）乳腺癌病人。这两种药物对妊娠的影响不确切。有一些病人在服用他莫昔芬的情况下妊娠，其中极个别出现胎儿异常。在动物实验中也发现有不良反应，所以在准备妊娠及妊娠期间大部分医生会建议病人停止使用他莫昔芬、托瑞米芬。

112. HER-2曲妥珠单抗治疗是怎么治疗乳腺癌的？

机体肿瘤细胞之间是通过一系列的信号传递信息，这些信号对肿瘤的生长、死亡、转移起着非常关键的作用。打个比方，如果在这些信号通路的关键位置上，放置一些哨兵，哨兵可将这些道路卡死，使肿瘤细胞得不到司令部的指令而无法生长。表皮生长因子受体-2（HER-2）就是众多关键位置中最重要的一个，位于细胞膜上，目前对其结构和功能的研究较为透彻。曲妥珠单抗就是针对 HER-2 的药物，是站在 HER-2 这个位置上的哨兵，它选择性地作用于 HER-2 的细胞外部位，拮抗表皮生长因子对肿瘤细胞生长的调控，同时加快过度表达 HER-2 受体的降解，从而抑制癌细胞生长。目前，曲妥珠单抗治疗已经成为乳腺癌综合治疗中不可或缺的重要部分。

113. 曲妥珠单抗的作用机制是什么？

曲妥珠单抗是一种能在细胞外直接对抗 HER-2 蛋白的抗体。曲妥珠单抗无免疫原性、应用于人体后不会产生其他抗体。曲妥珠单抗是第一个直接针对细胞外 HER-2 的单克隆抗体，也是第一个应用于乳腺癌临床研究，并被证实有效的生物治疗药物。作为 HER-2 的单克隆抗体，曲妥珠单抗在乳腺癌中的应用价值通过了美国食品药品监督管理局（FDA）的认证，已经在临床上广泛应用于 HER-2 过表达的乳腺癌和卵巢癌的病人。曲妥珠单抗对 HER-2 过表达的乳腺癌的治疗作用主要通过两条途径实现：①曲妥珠单抗与 HER-2 有很好的亲和力，并能产生细胞毒作用，从而能有效抑制人体内 HER-2 受体高表达的乳腺癌细胞的生长，对 HER-2 受体正常表达的细胞却无作用。打个比方：没有应用曲妥珠单抗之前，人体内的警察细胞不知道谁是坏人（肿瘤细胞）谁是好人，应用曲妥珠单抗后，曲妥珠单抗给高表达 HER-2 的肿瘤细胞贴上坏人的标签，这样人体内的警察细胞就知道了谁是坏人，并消灭它们。②曲妥珠单抗能特异性结合 HER-2 蛋白，抑制 HER-2 酪氨酸激酶信号传导系统。打个比方，给细胞内发布信号的司令部被曲妥珠单抗占据，使其信号发布通路瘫痪，肿瘤细胞内部接受不到司令部的指令，就无法正常工作。

114. HER-2 阳性一定要进行曲妥珠单抗治疗吗？

导管内癌病人 HER-2 阳性时不需要进行曲妥珠单抗治疗，浸润癌病人如果仅为导管内癌部分 HER-2 阳性，也不需要进行曲妥珠单抗治疗，而浸润癌病人如果浸润癌部分 HER-2 阳性则需要进行曲妥珠单抗治疗。

曲妥珠单抗的主要作用是降低复发率、提高生存率，但由于其价格非常昂贵，因此应用起来需要格外慎重。对于导管内癌病人，由于其复发风险极低，而临床经验表明应用曲妥珠单抗治疗带来的疗效十分有限，因此不建议应用。对于浸润癌病人，如果仅为导管内癌部分 HER-2 阳性，临床经验也表明应用曲妥珠单抗治疗疗效有限，因此也不建议选用。对于浸润癌病人，如果浸润癌部分 HER-2 阳性，临床经验表明应用曲妥珠单抗治疗能够使复发危险性降低一半左右，而生存率提高 1 倍左右，因此强烈建议选择应用。值得提出的是，很多医院的病理报告在给出"浸润癌"和"HER-2 阳性"的病理诊断时，并没有标明 HER-2 阳性的部位，需要临床医生、病人和病理科医生进行沟通，以帮助判断是否选择曲妥珠单抗治疗。

115. 病人病理报告中显示 HER-2 阳性，为什么还要用 FISH 法重测一次 HER-2 状态呢？

病人病理报告中 HER-2 阳性与否直接关系到病人能否接受曲妥珠单抗治疗。而常用的 HER-2 检测方法是免疫组化法（即 IHC 法）和荧光原位杂交法（即 FISH 法）。IHC 法检测 HER-2 基因的蛋白表达水平，准确性尚可，操作简便、费用低廉，适用于初筛，是目前临床上首选的检测方法。而 FISH 法是检测 HER-2 基因扩增的拷贝数，能够更加准确地反映 HER-2 基因的表达情况，但操作稍复杂，费用较高，当 IHC 法无法确定 HER-2 表达水平的时候需要应用 FISH 法重新检测一次。IHC 检测结果可以为：（-）、（+）、（++）、（+++），对于（-）、（+）的病人不适合应用曲妥珠单抗治疗，（+++）的病人需要应用曲妥珠单抗治疗，而对于（++）的病人，需要用 FISH 法复测，如果为（-），不适合应用曲妥珠单抗，如果为（+），则需要应用曲妥珠单抗。

116. 曲妥珠单抗非要用 1 年吗？

临床研究结果提示，术后曲妥珠单抗辅助治疗的标准方案是每3 周或每周 1 次，疗程为 1 年，如果缩短疗程或减少用量，那么疗效会明显降低。因此，医生强烈反对随意更改曲妥珠单抗治疗的疗程。

117. 什么是三阴性乳腺癌？

三阴性乳腺癌是指癌组织免疫组织化学检查结果为雌激素受体

（ER）、孕激素受体（PR）和原癌基因 HER-2 均为阴性的乳腺癌。三阴性乳腺癌与其他类型的乳腺癌存在明显的组织形态和临床经过的差异，石蜡病理报告可以给出是否为三阴性乳腺癌的确切信息。

118. 三阴性乳腺癌预后很差吗？

三阴性乳腺癌占所有乳腺癌病理类型的 10%～20%，在乳腺癌的综合治疗中，无法进行内分泌治疗、生物治疗，只能进行化疗，因此这一类型的乳腺癌病人预后较差。但是在其他条件相同的情况下，三阴性乳腺癌的预后好于 ER、PR 均为阴性且 HER-2 过表达者，后者经过曲妥珠单抗治疗，其无病生存率和总生存率与三阴性乳腺癌类似。值得提出的是，乳腺癌病人的预后除与受体状态相关外，还取决于肿瘤大小、淋巴结是否侵犯等因素，而且一些进展缓慢特殊类型的乳腺癌，如腺样囊性癌、大汗腺癌等也可表现为三阴性乳腺癌，因此不应该盲目认为三阴性乳腺癌预后就很差。

119. 乳腺癌病人合并心血管疾病应该怎么办？

准备接受手术的乳腺癌病人，如果同时患有心血管疾病，术前准备时需做心脏彩超，必要时还要做 24 小时动态心电图（Holter），评价心脏功能，请内科及麻醉科会诊，评估是否可以耐受全麻手术。心脏疾病严重的部分老年病人，需要选择局部扩大切除手术，既切除了肿瘤，又避免了全麻，同样可以取得满意的治疗效果。平时服用阿司匹林的病人，需停药 1 周才能接受乳腺癌手术。治疗高血压的药物要坚持服用，手术前的具体用药方法应咨询医生。换瓣、放置支架需长期抗凝的病人，需在医生的指导下，将口服长效抗凝药换为皮下注射低分子肝素，才能接受手术。需要化疗和靶向治疗的病人，治疗前医生会根据病人的心脏情况选择合适的药物，制订适合的方案，并定期监测。乳腺癌病人康复期服用内分泌治疗药物与服用心血管药物并不矛盾，错开服药时间即可。

120. 乳腺癌病人合并糖尿病应该怎么办？

糖尿病控制不满意时，病人若血糖升高，会影响手术切口的愈合，并延误化疗和放疗。合并糖尿病的乳腺癌病人在手术前应检测空腹及三餐后血糖，选择糖尿病膳食，必要时改用皮下胰岛素，目的是将血糖控制在满意的水平，避免发生糖尿病的并发症。糖尿病病人可以接受化疗及放疗，多数化疗药物是用生理盐水配置的，极少数化疗药（如蒽环类）需用葡萄糖水配置，但量很少，对体内血糖水平影响很小，不需要在液体中加胰岛素。康复期的病人也要坚持糖尿病的治疗，遵医嘱调整药物。

121. 乳腺癌病人合并肝肾疾病应该怎么办？

肝硬化等肝病病人会有凝血功能障碍、血小板减少等表现，这会影响切口愈合，术前应常规检查肝功能，并与既往比较。术后化疗期间也要定期监测，必要时遵医嘱加用保肝药物。对于肾功能不全的病人，医生在选择药物时会考虑药物的肾毒性。透析病人同样可以接受手术及化疗，但需要接受严密监测。

122. 乳腺癌病人合并自身免疫性疾病应该怎么办？

自身免疫性疾病病人在治疗期间通常会使用免疫抑制剂或激素，这会影响麻醉及切口愈合，所以在接受乳腺癌手术前应在免疫科医生的指导下，将免疫抑制剂或激素剂量降至最适宜接受手术的水平。化疗期间如用紫杉醇类药物需提前应用激素，以预防过敏反应。医生会综合考虑，决定激素的用量。康复期的病人则需同时在免疫科随访，以便医生根据实际情况及时调整药物及用量。

五

乳腺癌的预后

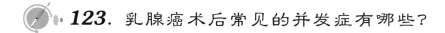

123. 乳腺癌术后常见的并发症有哪些?

常见的并发症主要有出血、皮下积液、皮瓣坏死、患侧上肢感觉运动障碍及患侧上肢淋巴水肿等。其中出血、皮下积液、皮瓣坏死是手术后短期内可能出现的并发症,不必恐惧,经过适当的外科对症处理,基本都能够得到解决。患侧上肢感觉运动障碍是出院后日常生活中遇到的主要问题,是由于手术中对一些细小神经及皮神经的损伤导致的,有的病人1年之后即可自行恢复,大部分病人要2~3年后才能好转。患侧上肢淋巴水肿在术后的任何时间都有可能出现,有的甚至在术后3~4年出现,多数情况下都伴有一定的外因。

124. 乳腺癌术后最大的生命威胁是什么?

对乳腺癌病人最大的生命威胁是肿瘤向远处转移（如骨、肺、肝、脑等）。诊断乳腺癌时,分期越靠后,越容易发生远处转移。这些致命威胁越早发现越好,所以乳腺癌病人要定期接受检查,术后2年内至少每半年进行一次全面检查,2年以后至少每年进行一次全面检查。那么查到什么时候呢?一直查下去!不要有思想负担,也不必过于担心,不能正视疾病,不能快乐生活,总是担心复发,没事儿也会被吓出病来的,况且身体健康的人也是1年进行一次全面查体的!

125. 乳腺癌术后应该进行哪些检查？

乳腺癌术后需要定期检查，术后 2 年以内复发转移可能性较大，全面复查时间间隔应较短。之后复查频率可以有所减少。检查内容并不复杂，详见以下三点。

（1）术后 2 年以内。每 3~6 个月复查 1 次，每次复查包括对侧乳腺及双腋窝彩超，腹部肝、胆、胰、脾、双肾彩超，盆腔子宫及双附件彩超，以及胸部 X 线摄影，其中半年和一年半时需要加做骨扫描检查。

（2）术后 2~5 年。每半年复查 1 次，每次复查包括对侧乳腺及双腋窝彩超，腹部肝、胆、胰、脾、双肾彩超，盆腔子宫及双附件彩超，X 线胸片及骨扫描检查。

（3）术后 5 年以后。每年复查 1 次，每次复查包括对侧乳腺及双腋窝彩超，腹部肝、胆、胰、脾、双肾彩超、盆腔子宫及双附件彩超和胸部 X 线摄影，骨扫描检查隔年做 1 次。

复查的时间是从手术时间开始算起的，不需要十分严格，上下差 1~2 个月都没有关系。也就是说术后半年、1 年、1 年半、2 年、2 年半、3 年、3 年半、4 年、4 年半、5 年、6 年一定要进行定期检查。需要提醒的是，一部分病人接受了子宫及双附件切除手术，这类病人不需要再进行盆腔检查了，请提前告知医生，以免带来的麻烦。以上这些检查内容均是和乳腺癌密切相关的检查项目，如果病人还伴有其他问题，则需要增加检查项目，如甲状腺有结节的病人需要加做甲状腺彩超，化疗时肝功能异常者需要抽血加做肝功能检测等，复查时病人要与医生详细沟通自己的情况。

126. 乳腺癌术后复查到底要不要抽血?

　　抽血检查内容很多,相关项目主要有血常规,肝功能、肾功能、血脂全套检查,以及性激素水平及肿瘤标志物等。术后长期服用内分泌治疗药物(如托瑞米芬、阿那曲唑、来曲唑和依西美坦等)可能对血常规和上述三项全套检查结果产生影响,少数情况下会出现白细胞减少、转氨酶增高及肌酐清除率降低等,需要定期检查。长期服用托瑞米芬可能会导致闭经现象,尤其是 45~50 岁女性病人服药后闭经可能性更大。连续 12 个月没有来月经时需要抽血查性激素水平以明确是否绝经,绝经后可以换用其他内分泌治疗药物。当出现局部复发和远处转移时,一部分病人会出现肿瘤标志物表达水平大幅增高,尤其是 CEA 和 CA125。虽然肿瘤标志物水平正常也不能完全排除局部复发和远处转移可能性,需要加做影像学检查,但肿瘤标志物的变化对评估病情有帮助。综上所述,乳腺癌术后复查是否抽血因人而异,复查时病人要与医生详细沟通自己的情况,综合判断是否需要抽血。

 127. 乳腺癌术后放疗包括哪些内容?

　　乳腺癌术后放疗主要包括以下三方面内容。

　　(1)乳房和胸壁的照射。病人常规采取仰卧位,患侧上臂外展。照射范围包括完整的乳房,腋窝乳腺组织、胸肌和乳房下的胸壁淋巴引流区。完整的乳房照射应使放射野得到均匀的照射剂量,每周照射 5 次。

　　(2)胸壁照射。基本照射技术同完整乳房,特殊之处在于胸壁的手术切口瘢痕必须在放射野剂量稳定的区域内,并且胸壁照射需保证足够的皮肤和皮下剂量。复发病人的照射需对复发灶加量。

　　(3)区域淋巴结的照射。如果病人已接受腋窝淋巴结清扫,预防性照射的区域为锁骨上淋巴结。内乳淋巴结是否照射尚存在争议。内乳淋巴结的照射不仅要合理的靶区覆盖，同时要将关键器官如心、肺的照射剂量降至最低限度。

128. 乳腺癌术后内分泌治疗就是吃5年的药吗？

不是。服用5年内分泌治疗的药物是乳腺癌术后内分泌治疗的主要方式，但乳腺癌术后内分泌治疗还包括其他方式，如卵巢去势，即通过药物、手术或放疗的方法，使得卵巢不能分泌雌激素，从而无法促进肿瘤的生长。具体选择什么样的方式进行内分泌治疗，谨遵医嘱。

129. 乳腺癌术后如何避免上肢功能障碍？

前面已经介绍过，治疗乳腺癌的手术有好几种，最常见的是改良根治术和保乳改良根治术，这两种手术都是需要进行腋窝淋巴结清扫的。这些手术的创伤可能会导致患侧上肢功能障碍，比如上肢淋巴水肿、肩关节运动幅度受限、易疲劳等，在一定程度上会影响病人的日常生活。为了尽量避免这些症状的出现，我们需要从术后的第一天就开始功能锻炼，增加术侧手臂血液及淋巴液的回流，促进伤口愈合，预防淋巴水肿，改善肩关节灵活度，争取早日恢复患侧上肢的运动能力。乳腺癌手术后大致可以分为早期和长期康复期。每个时期适合的运动是不同的。

130. 乳腺癌术后早期康复训练是怎样的？

乳腺癌术后早期大致可以分为卧床期和切口拆线前期，以下分别介绍。

（1）卧床期一般是指术后前 3 天。此时病人刚刚经过手术和麻醉的双重打击，生理功能也处于抑制状态，再加上腋窝留置了负压引流、胸壁切口裹着厚厚的绷带，所以此时运动的主要目的是避免上肢水肿，而又不影响伤口愈合。这一时期要尽量保持肩部制动，避免皮瓣下和腋窝的出血和积液。这个时期鼓励手、腕部及肘关节运动。手部运动如屈伸手指，握拳、松拳，腕部运动如半握拳，沿顺时针及逆时针方向旋转手腕，以及肘部运动如肘部的屈伸及推肘运动等。可以同时让看护者帮助按摩患侧上臂和肩部的肌肉，或者自行收缩放松这些肌肉，这些活动既不致对皮瓣贴合产生影响，又促进了静脉和淋巴回流，可以有效避免患侧上肢的早期水肿，同时也有助于手部精细运动的恢复。

（2）切口拆线前期是指去除腋窝负压引流直至切口拆线的时期。此时，病人已经可以下床自由活动，而切口和创面正处在迅速愈合期。此时的运动原则是在保证切口愈合的前提下，尽量通过运动减少瘢痕形成对肢体功能产生的影响。此时病人可以逐渐增加肩部的运动，尤其是外展和内收的动作，运动时，肌肉感到轻微拉扯为止，比如在健侧上肢的帮助下练习触摸同侧及对侧的耳朵。一般在术后 7 天左右会拆除胸部加压包扎，此时拿起木梳、梳理头发就是个很不错的锻炼运动。但是，要记得此时皮瓣并未与皮下组织完全贴合，一定要避免做暴发性的快速动作，所有的动作都应该是轻柔、缓慢的，循序渐进、适可而止，恢复活动也应该循序渐进，每天增加一点点的运动量。

131. 腺癌术后上肢功能长期康复锻炼是怎样的？

长期康复功能锻炼的主要目的是恢复患侧上肢的外展、前伸和后伸功能。乳腺癌术后上肢功能锻炼要遵循循序渐进的原则。锻炼时会出现一定程度的不适（主要是疼痛），这一点要由病人自己来把握，有一点点疼痛是可以的，但如果过于疼痛则需要注意调整锻炼的强度。功能锻炼不是一蹴而就的，需要长期坚持。功能锻炼主要以患侧上肢的外展、前伸和后伸功能为主，最常用的锻炼方式为"爬墙"。

锻炼外展功能时，请身体侧对着墙，将患侧上臂外展，记录下外展所能到达的高度。之后，每天坚持患侧上肢外展爬墙锻炼，强度以不引起上肢明显疼痛为宜，每天爬墙的高度只要不低于前一天即可。每当高度有一点点进步的时候，都在墙上做一下标记鼓励自己。慢慢的，爬墙的高度会不断提高。外展功能锻炼的最终目标是能够外展平举患侧上肢，达到这个高度后病人自己梳头、穿内衣及戴耳环等日常动作都应该能做到了。

锻炼前伸功能时，请身体面对着墙，将患侧上臂前伸，记录下前伸所能到达的高度。之后，每天坚持患侧上肢前伸爬墙锻炼，强度仍以不引起上肢明显疼痛为宜，每天爬墙的高度只要不低于前一天即可。慢慢的，爬墙的高度会不断提高。前伸功能锻炼的最终目标是能够前伸平举患侧上肢。

锻炼后伸功能时，请身体背对着墙，将患侧上臂后伸，记录下后伸所能到达的高度。之后，每天坚持患侧上肢后伸爬墙锻炼，强度仍以不引起上肢明显疼痛为宜，每天爬墙的高度只要不低于前一天即可。慢慢的，爬墙的高度会不断提高。后伸功能锻炼不要求患肢能够后伸平举，只要能够满足自己穿内衣即可。随着手术水平的不断提高，腋窝损伤程度越来越小，很多病人经过恰当的功能锻炼，能够恢复到术前的水平。

132. 乳腺癌病人术后应该何时开始运动？每天、每周的运动量应该为多少？

切口如期愈合并拆线后，我们就要考虑如何让自己的上肢功能恢复到手术前的状态。最关键的时期主要是在 6 个月之内，前 3 个月尤其重要。此时，已经不用考虑运动是否会影响切口愈合的问题。这一时期，正是胸壁和腋窝的瘢痕形成时期，此时的运动和功能恢复锻炼可以有效避免因瘢痕组织形成而造成的关节活动范围受限。爬墙训练是简单而且有效的方法，一定要相信自己，通过锻炼上肢功能肯定能恢复到手术前的状态。何时开始恢复运动和运动量的大小，并没有严格要求，这完全是因人而异的。每个人的体能和爱好不同，我们可以根据自己的情况制订一个适合自己的运动时间表。

133. 乳腺癌病人术后可以进行其他运动吗？

远足、慢跑、骑自行车这些有氧运动是鼓励的，这些运动不仅不会对病人的术后恢复产生负面影响，还有助于恢复体能、增强体质、调整身体状态及愉悦心情，可以使全身各组织器官得到良好的氧气及营养供应，维持最佳的功能状态。而打羽毛球、打乒乓球、打网球、游泳等活动较为剧烈，对患侧上肢来说运动量过大，可能导致水肿，因此一定要适度，如果无法做到运动适度，那么病人可能需要放弃这类运动。原则上没有哪种运动是完全禁止的，但是患侧上肢运动量大的运动要适可而止。

134. 如何预防乳腺癌术后上肢水肿？

乳腺癌术后预防上肢水肿是一项长期的任务，临床上常常发现术

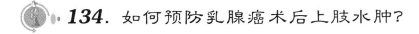

后 2 ~ 3 年出现水肿的病人，但水肿之前常常都有明显的诱因，如经常进行上肢活动量比较大的运动等。此外，静脉输液也可诱发患侧上肢水肿，病人要尽量避免患侧上肢静脉输液。一部分乳腺癌病人术后要进行静脉化疗，这时需要避免在手术侧上肢进行输液，否则有可能引起患侧上肢水肿。目前，多建议接受化疗的病人在化疗前进行健侧中心静脉置管，保证化疗的顺利进行，同时也保护病人的血管。对于术后需要接受放疗的病人，放射线可能导致局部肌肉纤维化，压迫静脉和淋巴管，影响上肢淋巴回流，引起或加重上肢淋巴水肿。其他可能引起患侧上肢水肿的原因还包括：患侧上肢的外伤、感染、淋巴管炎等，病人应该注意保护患肢，避免损伤和感染。此外，一些不适当的动作可能会导致患侧上肢水肿或水肿加重，如用搓衣板洗衣服、用拖把拖地、搬重物用患侧上肢挎包等，应避免长时间重复此类动作，以减少患侧上肢水肿的发生。病人在进行强度大的活动时可以穿戴合适的弹力袖套，辅助静脉回流，以预防上肢水肿。

135. 乳腺癌病人发生上肢水肿后应采取什么措施？

乳腺癌病人术后上肢水肿发生率较低，但处理起来十分棘手，可以说术后上肢水肿重在预防，一定要重视，尽量避免发生上肢水肿，一旦发现问题，早诊断，早治疗。出现了上肢水肿，可以尝试以下几种方式，但对小部分病人来说，所有治疗方法都无效。

（1）药物治疗。服用减少水肿、增加静脉回流的药物，30% ~ 40%的病人用药后能够在一定程度缓解上肢水肿。

（2）"缠布带"法。将棉布带自手腕开始往上缠，帮助淋巴回流，缠好后坚持 3 ~ 5 分钟（观察手的颜色，以不引起患侧手麻木为宜），松开，隔 10 分钟再次缠好，重复上述过程。缠 3 ~ 5 次一个循环，每天进行 2 ~ 3 个循环，对部分病人效果较好。

（3）戴弹力手套。目前市面上有一种弹力手套，可以套在上肢上，辅助静脉回流，其作用原理与"布带子"类似，但应用起来较为方便，效果与"缠布带"法类似。

（4）手术干预。严重的上肢水肿会导致上肢功能丧失，对日常生活影响很大，可以考虑手术帮助缓解症状，包括吸脂术、淋巴管静脉吻合术等手术。

136. 如何判断自己是否上肢水肿？

其实关于乳腺癌术后上肢水肿，目前尚没有国际通行的定义。国内目前多采用中国台湾学者的定义"上肢淋巴水肿是淋巴系统受到破坏，导致上肢淋巴系统循环及回流受到影响，使得富含蛋白质的淋巴液堆积在上肢，从而产生肿胀的现象"。也就是说，出现肿胀就应怀疑是上肢水肿了，建议到医院检查。轻微的水肿不影响功能，不需要紧张，那么什么程度的水肿才需要引起重视呢？关于水肿的标准，有的学者建议比较双侧上肢特定位置的周长，有的则建议比较双侧上肢特定位置的体积。目前常用的诊断标准是，测量某一特定位置的上肢周长，患侧周径>健侧 2cm 即可诊断为上肢水肿，当>2~3cm 时诊断为轻度水肿，3~6cm 时诊断为中度水肿，>6cm 时诊断为重度水肿。值得注意的是，所有的重度水肿都是从轻微水肿开始的，而越早期的水肿越容易恢复。因此，平时就要避免可能引起上肢水肿的原因，最大程度减少上肢水肿发生的可能性。如果发现有上肢水肿，建议去医院就诊，以免上肢水肿加重，增加治疗负担。

137. 乳腺癌术后的饮食应该注意哪些问题？

乳腺癌术后的不同时期，饮食需要注意的重点会有一些差别。术后恢复期的病人最需要摄取的是能够帮助切口愈合、恢复体能的食物。术后 1~2 天，身体还处于应激时期，此时应该适当给予低蛋白、易消化的食物。一般术后 3 天以后，身体的功能（尤其是胃肠道功能）逐渐恢复正常，此时应该逐渐增加食物中的蛋白质成分供应，比如牛奶、肉类、蛋类、鱼类等食物，因为蛋白质的充足供应有利于减轻组织水肿、促进伤口生长和创伤修复。切口拆线后，可以恢复正常饮食，坚持平衡膳食，保证营养均衡，每日的食物摄入充足又不过量。此时，对于需要化疗和放疗的病人，要尽量加强综合营养，为下一步的治疗提供储备。

在放化疗期，化疗和放疗对身体的打击非常明显，尤其是化疗，随着食欲缺乏、呕吐、腹泻、便秘、乏力和疼痛接踵而来，都会对我们的饮食状态造成影响。这时候应该掌握的饮食原则是"能吃什么吃什么"。此时期的饮食应该多样化、不偏食、荤素搭配，选择易消化的食物，尽量少吃油炸食物，减轻消化道的负担。水果、蔬菜中含有大量维生素，有助于提高机体免疫力，减轻放化疗不良反应，应该保证摄入充足。对于大剂量放疗的病人，要补足葡萄糖，可进食富含淀粉和糖的食物。每日的食物摄入量并没有具体的要求，记得要充足但适量，低脂肪、高蛋白和富含维生素的饮食是有益的。但是，如果摄入过量，造成肥胖的话，就适得其反了。

另外，激素受体阳性的乳腺癌病人，其发病机制可能与雌激素相关，此时要注意减少进食富含雌激素的食物或营养品，不了解成分的营养品均不推荐服用。需要牢记的是，没有任何一种食物可以预防肿瘤或治疗肿瘤，但是健康饮食可以帮助构建强大的免疫系统，协助抗肿瘤治疗有效发挥作用。在整个治疗结束后，仍然要坚持健康饮食，营养均衡，保持合理体重。

 138. 患乳腺癌以后还可以哺乳吗？

只要病人还拥有一个乳房，就可以放心地哺乳。当然前提是已经结束了乳腺癌相关的治疗，包括内分泌治疗。如果病人接受的是乳房全切术，那么使用健侧乳房可以像正常人一样哺乳。如果病人接受的是保乳手术，那么因为患侧乳房接受过放疗，妊娠期间患侧乳房的增大可能没有健侧乳房明显，患侧乳房可能只有少量乳汁，很可能哺乳几周就没有了。但一般情况下，健侧乳房会产生足够的乳汁以哺育你的孩子，而且这些乳汁中不会含有对孩子有害的成分。

139. 在乳腺癌术后康复期，我们应该如何调整情绪呢？

乳腺癌对病人的心理冲击是巨大的。对于那些接受手术，特别是对全乳切除的病人来说，癌症侵袭和失去乳房的双重打击会使病人觉得痛苦的程度也似乎是双倍的。那么，病人在术后康复期应该如何调整情绪呢？首先，乳腺癌并不像大多数癌症那么可怕。我们完全可以把它当成一种普通疾病来看待。其实，大多数的恐惧都来源于不了解。首先应该明确的是大多数乳腺癌病人的预后都很好，尤其是那些早期的乳腺癌病人，大部分人在经过正规的治疗后都能健康地生活。随着医生对乳腺癌这种疾病的了解更加深入和新药的不断问世，乳腺癌的临床治愈率越来越高。了解乳腺癌、积极面对挑战、保持平静如常的生活态度才是最好的对待方式。当病人了解了乳腺癌并没有那么可怕的时候，更应该积极地去面对它，坚定战胜疾病的信念，因治疗乳腺癌所受的躯体之苦可以换来健康的未来。情绪波动是完全正常的，或许身体已经没有那么完美了，但是生活的乐趣及家庭的温暖是可以继续享受的。病人可以向家人、朋友倾诉，缓解不良情绪，还可以找个新爱好、开始一个新事业，这些都有助于克服不幸和痛苦的幻想。要知道，身边有很多的乳腺癌病人都在正常地生活。

140. 乳腺癌手术后多久就能如常地坐飞机和火车？

在切口尚未完全愈合的时候，剧烈地震动或外界压力改变确实有可能影响切口愈合，因此在伤口完全愈合前应尽量减少乘坐飞机和火车。当切口愈合良好并拆线后，就可以像正常人一样乘坐各种交通工具了。拆线后，病人可能会需要口服药物或间断复查，但是，这不会影响病人重新投身工作。

141. 乳腺癌病人术后还能负重吗？

乳腺癌病人术后可以负重，但是患侧上肢的负重能力会有一定减弱，这并不是因为肌肉力量的减小。事实上病人可以通过锻炼使肌肉更强健，但是患侧上肢的过度或长时间负重会增加发生上肢水肿的可能性，所以要妥善保护自己的患侧上肢。这种保护包括不要提拉过于沉重的物体，要量力而行，也不要长时间保持患侧上肢下垂的体位。休息时，要把患侧上肢抬高，最好在高过心脏的位置，也不要穿过紧的衣服，这样才有利于血液和淋巴液的回流。在看电视或睡眠时，可以在患肢下垫一个枕头。病人还应该时常自己按摩患侧上肢的肌肉。这些都能够减少患侧肢体肿胀的可能性。

142. 乳腺癌术后康复中性生活应注意什么？

性生活这个话题总是让乳腺癌病人不好意思提起，有一些病人思前想后在私下里问："医生，我还能过性生活吗？"问完后还是很不好意思。其实，得了乳腺癌并不等于告别性生活。能不能过性生活的唯一衡量标准是身体觉不觉得累，负担重不重。如果自己可以承受，医生一般是不反对的，而且从长远来看，恢复适度的性生活对提高病人生活质量及预防复发都是有好处的。所谓适度的性生活即指性行为过后，自身不感到疲倦，次日也不会出现头昏脑涨、腰酸腿痛、精神不佳等症状，病人可根据自身情况自行把握。如果癌症治疗结束、病情稳定、体力逐渐恢复，病人也适应了由疾病带来的种种变化，便可以恢复正常的性生活。和谐正常的性生活可以增强机体免疫功能，让人乐观开朗，有益身心健康。但性生活又是一把双刃剑，在病体初愈、身体尚未恢复正常、身感疲倦的情况下，频繁的性生活对健康不利，还可能使旧病复发。对于乳腺癌病人，历经手术的创伤和化疗的刺激，出院后半年内体质比较虚弱，身体处于恢复期，这个时期，应禁止性生活。术后 1~3 年，也应控制性生活次数。如果病人体质较好，病情相对稳定，可以有适度的性生活，但要注意行房时，不要过于激动、剧烈，更不能多欲，特别要做好避孕，因为妊娠对乳腺癌的复发有一定的影响。值得提出的是，因为心理障碍而拒绝性生活也是一个客观存在的问题，尽管有一些乳腺癌病人接受了保乳手术，术后还是不敢碰触乳房。在这个时候，男女双方都不要有心理负担，把你的想法说出来，告诉你的爱人，告诉她/他你害怕什么，你想要什么，找到一种双方都感到舒适的方式。如果你实在说不出口，那你就把想说的话写下来，在一个阳光明媚的午后把写好的信交给她/他。如果你觉得伤疤很不好看，实在不想让爱人看见它，就找一条漂亮的丝巾把它包起来。要相信自己、相信医生，珍惜现在的时光，享受性生活带来的快乐。

143. 乳腺癌术后还能吃避孕药吗？

乳腺癌术后不建议服用避孕药。按照目前的观点，乳腺癌的发生与身体内雌激素水平过高有一定的关系。首先，目前女性避孕药主要成分为性激素。尽管有许多研究已证明口服避孕药不会增加患乳腺癌的危险性，但对于已患乳腺癌的病人，除非得到医生许可，否则用任何种类的激素都是不妥当的。其次，激素受体阳性的乳腺癌病人术后需要进行5～10年的抗雌激素治疗，以减少乳腺癌的复发风险及对侧乳腺的患癌风险，应该避免一切与增加雌激素有关的生活因素。因此，乳腺癌病人的避孕方法以工具避孕为佳，特别是采用男用避孕套较为适合。

144. 患乳腺癌以后还能再妊娠吗？

乳腺癌病人在治疗时，尤其在接受化疗及应用内分泌药物治疗期间，要避免妊娠。待治疗结束，病情平稳至少2年后（具体时间的长短取决于肿瘤的分期、激素受体的情况、所接受的治疗及病人的年龄），在征求乳腺专科医生的同意后可以考虑再妊娠。主要原因是大部分的乳腺癌复发转移出现在术后的2～3年，且部分乳腺癌是依赖激素生长的。妊娠期间体内激素水平变化可促进肿瘤的生长，增加转移的可能性，给病人带来严重后果。因此，要在术后2～5年后病情稳定时再考虑妊娠。

145. 如何判断乳腺癌病人是否绝经了？

很多病人在被诊断为乳腺癌之前，月经周期是正常的。但是被诊断为乳腺癌，并接受手术、化疗、放疗及内分泌治疗之后，就再也没有来过月经了。这时，很多病人会提出疑问"我绝经了吗?"。关于是否绝经，一般认为连续12个月不来月经、抽血查性激素水平已经达到了绝经水平，就可以认定为绝经了。如果仅仅12个月甚至时间更长不来月经，但是激素水平检查发现性激素水平并没有达到绝经水平，是不能认定为绝经的。判断乳腺癌病人是否绝经需要格外慎重，因为绝经前女性和绝经后女性服用的内分泌治疗药物是有区别的。

146. 乳腺癌病人如果出现绝经期症状应该怎么办？

目前中国女性的绝经年龄大致在45~55岁，与乳腺癌的高发年龄有一定的重叠，而且乳腺癌本身及术后治疗都有可能加重绝经期症状。绝经期症状十分复杂，常见症状主要有潮热、多汗、阴道干燥、失眠等，这些症状是女性体内雌激素水平下降导致的。目前市面上出售的缓解绝经期症状的药物其主要有效成分为雌激素，通过外源补入雌激素而缓解绝经期症状。但是乳腺癌病人出现绝经期症状时，不适合服用这些药物，因为雌激素会增加乳腺癌复发、转移的概率，这对病人来讲得不偿失。应对乳腺癌病人的绝经期症状主要采取物理方法。比如易潮热、多汗的女性可以调整居室温度，使居室凉爽而通风。外出时穿衣宜多层，便于遇热随时减少衣物。阴道干燥的女性可以考虑在妇科医生的指导下用一些润滑剂，情况严重时可以考虑酌量局部应用一些含有雌激素的外用药物来改善症状。失眠的病人可以通过增加体育锻炼的强度来改善睡眠，情况严重时可以考虑少量服用镇定、催眠类药物。其他症状也都是对症处理，千万不要自行服用任何含有雌激素的药物。接受乳腺癌内分泌治疗的病人，可能绝经期症状较重，这是由于内分泌治疗的药物会在一定程度上降低机体的雌激素水平。但是千万不要因为绝经期症状而停止服用内分泌治疗药物，因为乳腺癌内分泌治疗的疗效是确切的，停用药物会带来一定的复发、转移风险。

147. 乳腺癌术后什么样的康复环境比较好呢？

乳腺癌术后病人选择什么样的康复环境，应遵循量力而行，因地制宜的原则。总体来讲，建议选择阳光充足、空气好、水质好、绿化率高、安静、无电离辐射的康复环境。但不是所有病人都有条件拥有这么优良的生活环境，其实保持良好的情绪、合理健康的饮食也是同样重要的。

六

乳腺癌的预防

 148. 乳腺癌可以预防吗？

为什么大家会"谈癌色变"？因为某种程度上"癌症"意味着"手术""化疗""放疗"，甚至是"生命即将走到尽头"，还意味着"不能工作""大量花钱"，总之没有一件是居家过日子所期盼的事儿。然而总有人会遇上"乳腺癌"这个麻烦事儿！真的没办法吗？其实，可以说没办法，也可以说有办法。乳腺癌发生了，就要面对，这是没办法的事儿。但深入了解乳腺癌相关高危因素，参与政府组织广泛开展社区筛查，降低乳腺癌发病危险性，都是"没办法"中的好办法。乳腺癌是可以预防的。乳腺癌相关高危因素很多，希望大家详细了解乳腺癌高危因素，有的放矢地采取预防措施，尽可能地避免高危因素。做好定期筛查，根据自己的个人情况选好筛查的时间间隔。建立良好的生活方式，如合理饮食、避免烟酒、规律生活、充足睡眠、适当运动，以及保持平和的心态及乐观的心情等都能帮助预防乳腺癌。另外，还应积极治疗乳腺疾病，不乱用外源性雌激素，避免不必要的胸部 X 线照射等。有疑问或身体发现任何问题时可以到医院咨询乳腺专科医生。

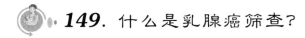 **149.** 什么是乳腺癌筛查？

乳腺癌筛查是应用一些简便、有效的乳腺检查手段对无症状人群

进行检查，以达到病变早期发现、早期诊断、早期治疗的目的。乳腺癌病程漫长，加之部分病人没有明显的临床症状，或者临床症状与其他良性病变类似，而病人重视程度不够，常常自行根据临床症状判断病情，导致乳腺癌发现率被降低。通过有组织的乳腺癌筛查，可以早期发现乳腺癌，乳腺癌的预后与诊断时的期别明显相关，期别越早，预后越好。有效的筛查可以降低乳腺癌的死亡率。

150. 我国筛查乳腺癌的常用方法有哪些？

乳腺癌的筛查方法要求简便易行、经济有效。乳腺癌的筛查方法主要有临床触诊、乳腺钼靶 X 线摄影及彩超等。国外公认的乳腺癌筛查方法是乳腺钼靶 X 线摄影。有大量研究证明，通过有组织的以乳腺钼靶 X 线摄影为主要检查手段的乳腺癌筛查能够降低 50 岁以上女性的乳腺癌死亡率。鉴于我国国情及亚洲女性乳腺腺体致密等特点，目前我国有组织的乳腺癌筛查常用的影像学方法为超声检查，一般 35 岁以后每年进行 1 次检查。乳腺钼靶 X 线摄影一般推荐用于 40 岁以上女性，对于一般人群的筛查可以在临床体检及超声检查的基础上，每 2~3 年进行 1 次乳腺钼靶 X 线摄影，高危人群每年进行 1 次检查。乳腺磁共振成像可作为乳腺癌高危人群的筛查方法，或者用于临床触诊、乳腺钼靶 X 线摄影或乳腺彩超无法定性的病变。

151. 患过增加乳腺癌发病危险性的良性疾病后，如何预防乳腺癌的发生？

患过增加乳腺癌发病危险性的良性疾病后，可以从以下三点来预防乳腺癌的发生：第一，定期到医院的乳腺专科进行查体及必要的影像学检查，半年左右一次。第二，正视这个问题，不必过分紧张和恐慌，因为不良情绪会增加乳腺癌的发病危险性，过分紧张和恐慌于事无补。第三，关注其他乳腺癌高危因素，尽量避免其他乳腺癌高危因素对自己的影响。第四，建立良好的生活方式，合理饮食，适当运动，保证睡眠。

152. 什么样的饮食习惯对预防乳腺癌有帮助？

前面已经说过乳腺癌的发生与肥胖有关，那么调整膳食结构及运动控制体重是预防乳腺癌不可忽视的措施，就是人们常说的"管住嘴，迈开腿"。良好的生活习惯对乳腺癌的预防作用主要体现在以下几个方面：首先，低脂肪、高纤维素膳食有助于控制体重，减少肥胖所带来的乳腺癌风险。因此，低脂肪、高纤维素饮食的女性患乳腺癌的风险是高脂肪、低纤维素饮食女性的1/2。其次，多进食新鲜水果、蔬菜及富含维生素 E、胡萝卜素和钙的食物可以降低乳腺癌的发生率。再次，尽量避免烟酒。烟草中的一氧化氮等化学物质均有致癌性。而烈酒和啤酒的摄入量均与乳腺癌的发生密切相关。另外，平时饮食应少吃盐腌、烟熏、火烤、油炸食品，慎重使用保健品。最后，适当的锻炼也有益于预防乳腺癌，如青春期身体发育时坚持体育锻炼，会降低约3%的乳腺癌发病风险。

153. 什么样的行为模式对预防乳腺癌有帮助？

健康的行为模式有利于减少各种疾病的发生，当然也包括乳腺癌。健康的行为模式主要包括乐观向上、不吸烟、不饮酒、经常锻炼身体、保持体形、早睡早起、多吃蔬菜及水果、适量摄入蛋白质等。对于预防乳腺癌来讲，健康的行为模式主要是指尽量减少接触可增加乳腺癌发病危险的因素，降低乳腺癌发病危险性。

154. 怎样的心态有助于我们远离乳腺癌？如何调整心态呢？

乐观豁达的心态有助于我们远离乳腺癌，但不是每个人都能做到这一点。有些时候无法避免地会出现一些负面情绪，这就需要我们积极调整自己的心态。至于调整心态的具体方法，每个人都有适用于自己的方式，如有些人喜欢做运动减压，有些人喜欢和朋友聚会聊天释放压力，有些人喜欢外出旅行调整心情，还有些人喜欢多多休息、睡个好觉来改善状态。总之，即使你有乳腺癌的家族史，或是曾经接受过乳腺的手术，都不必过度担心焦虑，应尽量调整到最佳心态，只需坚持到医院定期体检即可。过多的担心或焦虑会适得其反，反而会增加乳腺癌的发生概率。

155. 怎样做才能降低乳腺癌发病危险性？

也许有人问"怎么做才能不得乳腺癌？"。真的没有办法完全杜绝乳腺癌发生的可能性。我们只能尽量充分地掌握乳腺癌发病的相关高危因素，最大限度降低乳腺癌的发病危险性。乳腺癌高危因素分为可改变的高危因素和不可改变的高危因素。对于不可改变的高危因素，就只能坦然接受了，不必过分紧张或焦虑，定期到医院检查即可。而对于可控制、可改变的乳腺癌高危因素，应该尽量避免，以降低乳腺癌的发病危险性。可改变的高危因素主要包括：生育情况（生育能降低发病风险），初次足月分娩年龄（年龄越小风险越低），哺乳史及哺乳时间（哺乳时间越长风险越低），口服避孕药（避孕药增加发病风险），化学药品接触史（化学药品增加发病风险），放射线接触史（放射线增加发病风险），精神状态（不良情绪增加发病风险），生活压力（压力大增加发病风险），工作压力（压力大增加发病风险），绝经后激素替代治疗（激素替代治疗增加发病风险），吸烟（吸烟增加发病风险），饮酒（饮酒增加发病风险），肥胖（BMI≥24增加发病风险）等。不可改变的乳腺癌高危因素：年龄（年龄越大风险越大），初潮年龄（初潮越早风险越大），绝经年龄（绝经越晚风险越大），未生育（生育降低发病风险），未哺乳（哺乳降低发病风险），乳腺癌家族史（家族史增加发病风险），乳腺良性手术史（部分乳腺良性疾病增加发病风险见第49问）等。有些因素界于可改变和不可改变的高危因素之间，并没有明显的界限，很难划分。例如，仅就初育年龄这点而言，对于一位25岁的未生育女性来讲，初次足月分娩年龄是一个可改变的高危因素，而对于一位52岁的未生育女性来讲，初次足月分娩年龄就是一个不可改变的高危因素。可能对乳腺发挥保护作用的因素有：适量补充硒元素，食用新鲜蔬菜、水果，经常锻炼身体等。

156. 运动对于乳腺癌的早期预防有什么意义？

运动会给人体带来极大的好处，主要有以下几点：①运动能使人体体温升高，可以阻止癌细胞的生成并能将癌细胞处以"死刑"。据测定，运动时肌肉产热比安静时增加10倍以上，使人体体温暂时性升高，如长跑时体温可以上升到39.5℃，剧烈运动时可上升至40℃以上。科学家们发现：癌细胞对热的承受力远不如正常细胞，体温升高，癌细胞容易被"杀死"，尤其在有丝分裂期和脱氧核糖核酸合成期更容易被杀伤。②运动能使人体吸入比平常多几倍甚至几十倍的氧气。运动使呼吸频率加快，吸氧量增加，气体的频繁交换可以使体内一些致癌物质排出体外，降低癌症的发病率。有学者认为，一个人每天获得的氧气量比平时多8倍以上，可以预防癌症，即使得了癌症也能延长生命。③运动能提高人体制造细胞的能力。科学研究表明，运动会刺激体内某些激素的分泌。加快骨髓生成白细胞的速度，使白细胞数量增多，存活时间延长，增强吞噬细胞的能力。这样，一旦体内出现少量的癌细胞，很快就会被众多的白细胞围攻歼灭。④运动能使人体大量出汗，汗水可以把体内的一些致癌物质（如锶、铅、铍等）及时排出体外，大大减少患癌的可能性。⑤运动能使人体血液循环加快加大。在血液循环加速的情况下，体内出现少量癌细胞就像急流中的小砂粒一样，无法在某个内脏器官站稳脚跟，生长发育和转移扩散。⑥运动能改善人的情绪，消除忧愁烦恼。临床发现，患癌的人群有 3/5 是由于情绪受到压抑或精神受到创伤而发病的。美国一著名肿瘤专家指出："癌症是免疫功能的失败，而免疫功能的失败则是在精神平衡被破坏后产生的。"运动可以使人心情愉快，忘却烦恼。科学研究发现，运动时大脑会产生能引起人体身心愉快的物质——"内啡肽"，可以消除忧愁和烦恼，抵制不良情绪的侵蚀。⑦运动能增强体质，增进健康，为预防和治疗癌症提供物质基础。此外，运动还能锻炼人的意志和应付各种不良刺激的能力，提高战胜癌症的勇气和信心。另外，现代人晚婚晚育、紧张的工作及过大的精神压力，都会导致内分泌紊乱，而新陈代谢和内分泌紊乱又会直接导致雌激素水平增高，容易诱发乳腺癌。因此，每天运动 1 小时可以降低患乳腺癌的风险。

157. 每天适当运动对预防乳腺癌有帮助吗？

运动无法完全预防乳腺癌，但是运动能在一定程度上预防乳腺癌的发生。运动可以促进血液循环，改善机体状态，促进新陈代谢，调节体内的内分泌水平，提高机体免疫功能，运动还可以强健体魄，使人心情愉快，适当运动会降低各种疾病的发生危险性，包括乳腺癌。但运动贵在坚持，一时兴起运动那么一两次，效果甚微，而且由于平时运动的比较少，运动过程中还容易受伤，这就得不偿失了。因此，建议大家适当、长期、循序渐进地开展体育运动，就像每天都吃饭和睡觉一样，每天要坚持运动。除此之外，还要注意乳腺癌相关高危因素，尽可能地避免高危因素，建立良好的生活习惯，定期筛查。

158. 什么样的运动方式和运动量对预防乳腺癌最好？

选择何种类型的运动方式能够起到预防乳腺癌的作用并无定论。女孩自发育阶段（12 岁）起多运动，能有效预防成年后乳腺癌的发生。美国的一项研究显示，体重正常的绝经女性多进行大量体育锻炼，可使其患乳腺癌的风险降低约 30%。有研究认为，为期 12 个月，每周 5 天，每天 45 分钟的中等强度的体育运动能够降低绝经后女性体内的雌激素水平，这在一定程度上解释了运动预防乳腺癌的原理。运动方式包括跑步、快步走、打网球、跳健美操、在野外骑自行车和跳舞等体育活动。可以根据自己的实际情况选择适合自己长期坚持的运动。有调查显示，跑步可以预防乳腺癌。对于乳腺癌病人，研究显示适度的运动有利于身体健康，但是要避免可能引起患侧上肢淋巴水肿的运动方式。患侧上肢的拉伸动作是导致出现淋巴水肿的主要原因，因此应避免进行高强度的拉伸动作。适当地拉升动作以不引起患侧出现疼痛为宜。

159. 运动时应该怎样保护乳房？

运动时确实需要对乳房进行一定保护，尤其当乳房体积较大时。运动时保护乳房主要注意以下两点：第一，防止乳房大幅度摆动。第二，防止摆动时摩擦导致乳头破损。保护措施很简单，即佩戴合体、适合自己的胸罩。可以考虑尝试佩戴"运动型"胸罩。对于已行单侧全乳切除术的病人而言，运动时一样需要保护乳房，为了保持运动时躯体的平衡，同时兼顾美观，建议在佩戴适合自己身形的义乳的基础上佩戴适合自己的胸罩。

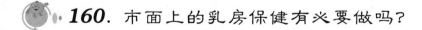

160. 市面上的乳房保健有必要做吗？

目前，很多美容院都推出乳房保健的项目。多数情况下，这些保健项目是无益也无害的，但是乳腺癌病人应尽量避免接受这类服务。但是在日常生活中需要高度关注乳房健康。建议女性朋友在洗澡时，首先，对着镜子观察一下双侧乳房是否对称，有何变化。其次，洗澡时全方位地轻轻用手按压乳腺，检查有无乳腺肿物，并挤压乳头，检查有无乳头溢液。当双侧乳房不对称、乳房有肿物或者乳头有明显溢液时，建议到医院就诊。平时养成良好的生活习惯，关注乳房健康，定期进行筛查，就是最好的乳房保健。

161. 选用怎样的胸罩能预防乳腺癌？

胸罩没有预防乳腺癌的作用，但在选择胸罩时，建议注意以下几点：①选择穿着舒适的胸罩。大小、松紧都要适合，无论是站立姿势还是做弯腰、抬手等动作时都应能活动自如。款式也以合体、舒适为最佳，切勿单纯追求美感，忽略了健康。②选择棉质胸罩。棉质胸罩透气性好，一定程度上可以减少皮肤过敏现象的发生。而化学纤维胸罩透气性稍差，尤其是夏天多汗时更容易出现过敏及不适。③选择浅颜色胸罩。浅颜色的胸罩有利于及时发现乳头溢液问题。而深色，尤其是黑色的胸罩则不利于发现乳头溢液问题。④胸罩的佩戴时间不宜过长，睡眠时摘掉胸罩，避免胸部持续受裹，有利于提高睡眠质量，减少肩背疼痛的发生机会。此外还需要注意保持胸罩清洁，有利于降低各种感染性乳腺疾病的发病危险性。

162. 什么样的睡姿能预防乳腺癌？

没有任何证据表明睡姿与乳腺肿瘤的发病率相关。每个人都有自己习惯的睡姿，只要能够保证入睡、睡眠质量良好即可。但是哺乳期女性建议尽量避免有可能使乳房受压的睡姿（如俯卧），因为即使短时间的压迫也有可能造成乳汁淤积。也不建议蜷缩成一团或长期俯卧位的睡姿，这些睡姿容易造成颈部及背部肌肉劳损，对颈椎、腰椎、血液循环不利。

163. 乳房按摩能降低乳腺癌的发生风险吗？
具体方式及按摩时间是怎样的？

之前已经叙述过乳房保健的问题。由于乳房按摩与乳腺癌发病危险性无关，并不会降低乳腺癌的发生风险，那么与按摩方式及时间也没有关系。建议女性朋友按照第160问的意见关注自己的乳腺健康。

参 考 文 献

［1］张保宁. 乳房疾病知识大全［M］. 北京：中国协和医科大学出版社，2014.

［2］徐兵河. 应对乳腺癌专家谈［M］. 北京：中国协和医科大学出版社，2013.

［3］王仲照. 乳腺癌病人护理与家庭照顾［M］. 北京：中国协和医科大学出版社，2016.

［4］中国研究型医院学会乳腺专业委员会. 中国女性乳腺癌预防专家共识［J］. 中国研究型医院，2022，9（4）：5-11.

［5］中国抗癌协会乳腺癌专业委员会，长江学术带乳腺联盟. 早期乳腺癌女性病人的骨健康管理中国专家共识（2022 年版）［J］. 中国癌症杂志，2022，32（3）：274-286.

［6］中华预防医学会妇女保健分会乳腺保健与乳腺疾病防治学组. 乳腺增生症诊治专家共识［J］. 中国实用外科杂志，2016，36（7）：759-762.

［7］中华医学会外科学分会乳腺外科学组. 乳腺外科日间手术中国专家共识（2021 版）［J］. 中国实用外科杂志，2021，41（11）：1201-1205.